O REIZINHO AUTISTA

Copyright © 2018 by Gaiato, Mayra e Teixeira, Gustavo.
O Reizinho Autista: Guia para lidar com comportamentos difíceis. Licença exclusiva para publicação cedida à nVersos Editora. Todos os direitos reservados.

Diretor Editorial e de Arte
Julio César Batista

Produção Editorial
Carlos Renato

Preparação
Clara Diament

Revisão
Estúdio Lizu e Maria Dolores Delfina Sierra Mata

Arte da Capa
Carlos Renato

Ilustrações
Fernanda Chaves

Foto da Capa
Shutterstock

Editoração Eletrônica
Hegon Henrique

**Dados Internacionais de Catalogação na Publicação (CIP)
(Câmara Brasileira do Livro, SP, Brasil)**

Mayra Gaiato e Gustavo Teixeira. *Reizinho Autista: Guia para lidar com comportamentos difíceis* Mayra Gaiato e Gustavo Teixeira. - São Paulo : nVersos, 2018.

Bibliografia.
ISBN 978-85-54862-09-1

1. Autismo - Diagnóstico 2. Autismo - Tratamento 3. Autismo infantil 4. Convivência 5. Crianças autistas - Relações familiares 6. Pais de crianças autistas 7. Portadores de autismo - Comportamento

I. Teixeira, Gustavo. II. Título.

18-21764   CDD-618.928982

Índices para catálogo sistemático:

1. Autismo infantil : Comportamento: Psicologia infantil: Medicina 618.928982

Cibele Maria Dias - Bibliotecária - CRB-8/9427

1ª edição – 2018
10ª edição – 2024
Acordo Ortográfico da Língua Portuguesa
Impresso no Brasil
Printed in Brazil

nVersos Editora
Rua Cabo Eduardo Alegre, 36
01257060 – São Paulo – SP
Tel.: (11) 3995-5617
www.nversos.com.br
nversos@nversos.com.br

O REIZINHO AUTISTA

Guia para lidar com comportamentos difíceis

Mayra Gaiato

Gustavo Teixeira

nVersos

PREFÁCIO

Dizem que filhos não se escolhem.
Eu escolhi ser pai do Ivan, autista.
Fiz minha escolha encantado com suas habilidades, seu sorriso e seu carinho.
Fiz minha escolha encantado com seu autismo.
E como todo pai de autista, eu também não estava preparado para os desafios que a condição traz diariamente. Tive que aprender como reduzir ao máximo a parte estressante para poder curtir o lado doce da vida que é estar com meu filho. Tive que abandonar o autismo molecular, momentaneamente, para poder aprender sobre o autismo comportamental. A perspectiva fora do microscópio deixa qualquer um exausto. Posso dizer com autoridade que pais de autistas são meus heróis da resistência. É por isso mesmo que "O Reizinho Autista" funciona como um manual de sobrevivência nesse mundo paralelo que é conviver com um indivíduo autista. Lendo o livro, tive a impressão de ter comigo o Manual do Messias Indeciso (Ilusões – Richard Bach), que traz as respostas para as questões que sempre tive: como agir em situações difíceis, com comportamentos inadequados, e como contornar essas dificuldades de forma a reduzir o estresse de todos os envolvidos. As dicas são valiosas e embasadas cientificamente. Semelhante ao Manual do Messias Indeciso, as regras não são fixas e não existe uma fórmula para todo mundo, cada autista é único. A maneira como a Mayra e o Gustavo descrevem essa variabilidade, relatando diversos exemplos, facilitam o entendimento da situação vivida e quais seriam as melhores formas de vivenciá-las. Não espere um milagre. Quanto melhor o entendimento das origens das frustrações e tantruns, melhor a nossa capacidade de reação positiva. Tudo

isso reflete na qualidade de vida dos que estão dentro e fora do espectro. Por fim, as explicações não servem apenas para os pais. Este é um livro que deve ser compartilhado por todos que interagem com o autista. Colocar em prática este manual de comportamentos difíceis é um desafio para ser encarado de forma leve e positiva. O autista agradece.

Boa leitura.

Dr. Alysson Renato Muotri, *Ph.D.*
Professor da Faculdade de Medicina da
Universidade da Califórnia San Diego.
Diretor do Programa de Células-tronco

San Diego, 12 de outubro de 2018.

DEPOIMENTO

Davi foi um bebê planejado por nós. Eu já não trabalhava fora de casa e a Alice, minha menina mais velha, se desenvolvia cada vez melhor. Mas, apesar de toda essa tranquilidade, algo me incomodava e amedrontava profundamente.

Parecia que, de alguma forma, eu sabia e sentia que talvez meu bebê nasceria com alguma deficiência, embora todos os exames dissessem o contrário.

Os meses se passaram e o amor por aquele "serzinho" só aumentava dentro de mim, e então falei a Deus com toda a minha fé e honestidade. Me lembro exatamente como foi:

- Senhor, eu sei que está me ouvindo. Veja, eu tenho muito medo de que eu não consiga suportar a dor ou viver tão preocupada com o que possa acontecer com o meu filho. Mas eu o desejo tanto, eu o amo tanto, que meu único pedido é que me envie uma "alminha" boa. A melhor "alminha" que existe aí no céu.

Ele me atendeu, e eu também tinha razão. O Davi foi diagnosticado com um ano e três meses dentro do quadro de hipotonia muscular congênita benigna, que é quando o bebê, devido à falta de tônus muscular, é bem molinho e, no caso dele, o levou a caminhar somente depois dos dois anos, atrasando seu desenvolvimento e mascarando o diagnóstico do autismo, fechado aos dois anos e quatro meses de idade.

Foram dias de choro e dor intensos, terapias para conseguir suportar tantas incertezas, e a verdade é que nós só tínhamos dois caminhos: continuar sofrendo, temendo em tempo integral pelo futuro do Davi, ou não perder os melhores momentos de sua infância, independentemente do que estava por vir.

E para nossa sorte e dos nossos filhos, escolhemos a segunda opção.

Viver no mundo do autismo é falar muitas vezes sem obter resposta, é cantar ou fazer algo engraçado, mas sem o menor sentido para eles. Lembro-me como se fosse hoje, da Alice, triste, me dizendo, decepcionada, que o irmão não "fazia nada".

Mas nós juntos, não desistimos. Continuamos a injetar amor com a esperança de sermos correspondidos.

E é aí, no momento em que você se fortalece é que o Universo conspira a seu favor. Novas oportunidades de tratamento surgiram para o Davi, pessoas iluminadas de alma e conhecimento apareceram e nosso pequeno então despertou. Seremos eternamente gratos a todas elas.

Ele já beijou, abraçou, olhou diretamente nos nossos olhos, brincou, e começa a imitar e a tentar bravamente emitir suas primeiras palavras.

Sua caminhada é longa e nem todos os dias são fáceis ou sem aquele sentimento de medo e incerteza que nos persegue.

Mas a grande diferença é que o autismo apenas fará parte de sua vida para sempre, porém, jamais definirá quem ele é.

Com todo o nosso amor.

SUMÁRIO

Introdução 11

1 - O que é o autismo? 13

2 - Qual é a prevalência do autismo? 17

3 - Quais são as causas do autismo? 21

4 - Quais são os sinais de alerta no autismo? 27

5 - Como se faz o diagnóstico? 35

6 - Birras, desobediência e oposição às regras 37

7 - Comportamento infantil 43

8 - Planejando e organizando o tratamento 55

9 - Prevenção de comportamentos inadequados 59

10 - Tratamento comportamental 75

11 - Comportamentos disruptivos - possibilidades de intervenção 81

12 - Orientação de pais – enriquecimento do ambiente 89

13 - O reizinho na escola 101

Bibliografia 105

Biografias 109

INTRODUÇÃO

A ideia de escrever este livro nasceu de uma longa conversa que tivemos em Bridgewater, Massachusetts, durante o curso de pós-graduação em educação especial da Bridgewater State University, da qual o Gustavo é professor visitante da instituição norte-americana há mais de 10 anos.

Mayra confidenciou que o livro *O Reizinho da Casa*, escrito pelo Gustavo, era um dos seus guias preferidos e que desejava escrever um livro psicoeducacional semelhante, mas com um enfoque para pais de crianças dentro do espectro autista.

Ambos dividimos o mesmo pensamento de que o trabalho de orientação de pais e familiares é fundamental para o adequado tratamento de crianças no transtorno do espectro autista. A Academia Americana de Psiquiatria da Infância e Adolescência, a Associação Americana de Psiquiatria, a Academia Americana de Pediatria, além de diversos estudos científicos, enfatizam que a orientação de pais é ferramenta essencial para a melhoria de habilidades emocionais, sociais, comunicativas, intelectuais, e logicamente para a melhoria da qualidade de vida da criança e de toda a dinâmica familiar. O treinamento de pais é fundamental para aumentar a adesão das famílias ao tratamento, mantê-las motivadas, engajadas na luta por qualidade de vida de seus filhos, e também responsável por ajudar na redução dos níveis elevados de estresse que frequentemente afetam as famílias.

O estresse parental a que estão submetidos está relacionado, principalmente, aos problemas do dia a dia, à incapacidade de lidar e resolver problemas práticos da vida diária da criança, à dificuldade em lidar com estereotipias, a comportamentos restritos ou de oposição e desafio, além de preocupações sobre a vida futura e o desenvolvimento da criança.

Portanto, aprender a administrar o estresse diário, conhecer estratégias práticas e técnicas de manejo de comportamento são essenciais para a busca de uma harmonia necessária para auxiliar nossos anjos azuis a se desenvolverem.

Os pais precisam entender que são agentes ativos na terapêutica de seus filhos! Se a terapia semanal que a criança recebe é importante, imagine se a criança pudesse receber essa estimulação 365 dias por ano? Pois é exatamente isso que vamos ensinar em O Reizinho Autista.

Assim, o objetivo principal deste livro é ser uma fonte confiável de informação psicoeducacional, baseado em evidências científicas, e que buscará as melhores estratégias parentais para orientar e ensinar a toda a família estratégias eficientes para o manejo de comportamentos difíceis, como birras, oposições e desafios do dia a dia.

Este livro vai ao encontro do nosso desejo de democratizar e universalizar informação de qualidade, ricamente embasada em pesquisas científicas atualizadas e com orientações práticas para que possam ser empregadas por pais e cuidadores visando ao desenvolvimento das crianças no espectro autista.

Desejamos que este guia seja uma chama de conhecimento, uma chama de luz para iluminar os corações de pais e responsáveis ávidos por informação prática para auxiliar seus filhos queridos.

Boa leitura!

Mayra Gaiato e Gustavo Teixeira

1
O QUE É O AUTISMO?

Podemos definir autismo ou transtorno do espectro autista como uma condição comportamental em que a criança apresenta prejuízos ou alterações básicas de comportamento e interação social, dificuldades na comunicação, por exemplo, na aquisição de linguagem verbal e não verbal; alterações na cognição e presença de comportamentos repetitivos ou estereotipados. É importante entender que existe um atraso significativo nos marcos de desenvolvimento dessas habilidades, e essas características aparecem nos primeiros anos de vida da criança.

Somos seres sociais, e isso significa que, naturalmente aprendemos desde cedo a buscar nossa atenção e interesse em outras pessoas do nosso círculo de confiança; por exemplo: o bebê busca o olhar da mãe durante a amamentação, se sente confortado e seguro ao receber um abraço e demonstra interesse ao ouvir a voz do pai. Esses laços afetivos começam a ser criados e desenvolvidos desde a gestação, quando o feto em gestação dentro do útero materno já é capaz de escutar a voz da mãe.

Quando falamos em atrasos em comportamento social significa que a criança não atinge os marcos evolutivos esperados para sua idade, e isso será exemplificado detalhadamente no capítulo de sinais precoces do autismo.

O fato é que, conforme a criança cresce, as dificuldades de se relacionar com outras pessoas tendem a ficar mais evidentes, pois a cada dia as demandas sociais aumentam. Muitas vezes, essa dificuldade de relacionamento e interação social nos dá a impressão de que a criança está fechada dentro de seu mundo particular e não consegue socializar com outras pessoas.

As dificuldades de linguagem estão presentes na maioria das crianças autistas e podem ser representadas pela dificuldade na aquisição de linguagem verbal (a criança não aprende a falar ou tem atrasos significativos quando comparada a outras crianças da mesma faixa etária) ou na aquisição de linguagem não verbal (a criança não entende o significado de "mandar tchau", apontar para objetos ou entender que alguém está triste por isso está chorando, por exemplo).

Outra característica comum nas crianças autistas são as estereotipias motoras: respostas repetitivas em que a criança se estimula objetivando uma regulação sensorial ou mesmo uma busca por sensações físicas de prazer. Seria uma forma de a criança reduzir sua ansiedade e se reorganizar diante de um incômodo ou uma situação desconfortável. Muitas vezes, em situações de extrema ansiedade ou estresse, as estereotipias podem ser a maneira de a criança buscar conforto e autorregulação.

Os exemplos mais comuns de estereotipias motoras observadas nessas crianças são: *flapping* (movimento de balançar as mãos); *rocking* (mover o tronco para a frente e para trás), andar na ponta dos pés, movimentar as mãos na frente do rosto; girar sobre o próprio eixo; olhar objetos que giram; ou correr sem um objetivo claro.

Outra característica comum encontrada em crianças no espectro autista são os prejuízos de cognição. Estima-se que cerca de 50% das crianças no espectro autista apresentam prejuízos na capacidade intelectual. Essas crianças têm um prognóstico pior quando comparadas a crianças no espectro com inteligência normal, pois resistem ou têm mais dificuldade para aprender novas habilidades, novas atividades ou novos comandos.

De modo geral, o transtorno do espectro autista pode se apresentar de diversas formas, compreendendo um universo de possibilidades sintomatológicas, cada caso apresentando particularidades individuais que merecem cuidados e intervenções individualizadas. Certamente todos nós já ouvimos a frase: "No autismo, cada caso é um caso diferente".

Portanto, em razão da à complexidade desse verdadeiro universo de características de sintomas envolvendo problemas comportamentais, dificuldades sociais, acadêmicas, sensoriais, cognitivas e motoras, múltiplas possibilidades de intervenção clínica são possíveis e necessárias para ajudar a vida desses verdadeiros anjos azuis e de suas famílias.

Assim, pensando na elevada complexidade que o espectro autista representa e na forma única com que cada criança nos é apresentada, o tratamento deve ser desenhado de maneira individualizada para atender às necessidades específicas de cada pessoa, levando em consideração suas características e demandas individuais e a gravidade dos sintomas e prejuízos apresentados.

As intervenções médicas, educacionais e psicoterápicas devem envolver um acompanhamento interdisciplinar, com coordenação dos serviços, que, dependendo do caso, poderá contar com médico especialista, psicólogo comportamental, terapeuta ocupacional, fonoaudiólogo, acompanhante terapêutico, mediador escolar, fisioterapeuta, educador físico, psicopedagogo, educadores, entre outros profissionais.

2
QUAL É A PREVALÊNCIA DO AUTISMO?

O transtorno do espectro autista apresenta uma prevalência estimada entre 1% e 2% de crianças e adolescentes em todo o mundo, segundo diversas pesquisas internacionais realizadas nos Estados Unidos, Europa e Ásia. Outro dado epidemiológico importante é que a ocorrência de autismo é maior no sexo masculino, afetando cerca de quatro meninos para cada menina acometida.

Vale destacar um grande estudo publicado em 2018 pelo *CDC – Center for Disease Control and Prevention* (Centro de Controle e Prevenção de Doenças), órgão governamental norte-americano com sede em Atlanta, Geórgia, que divulgou dados impressionantes acerca da incidência de autismo nos Estados Unidos. Segundo o levantamento norte-americano, atualmente, cerca de 1 em cada 59 crianças está no espectro autista.

Esses dados são resultado do estudo de monitoramento chamado *Autism and Developmental Disabilities Monitoring Network* (Rede de monitoramento de autismo e transtornos do desenvolvimento), realizado nos Estados Unidos a cada dois anos, no qual é estudada a prevalência do transtorno do espectro autista em crianças com oito anos de idade em onze estados de todo o país.

Esse mesmo relatório mostra que o autismo afeta todos os grupos socioeconômicos, culturais, educacionais, étnicos e raciais, apresentando também distribuição dos casos semelhante entre eles. Entretanto, grupos populacionais menos favorecidos economicamente e com menor grau de informação e instrução têm menor acesso aos serviços de saúde e acabam recebendo diagnósticos tardios e tendo menor acesso a tratamentos modernos e eficientes.

Trazendo um pouco desses dados para a realidade brasileira, podemos estimar que existem no Brasil cerca de seis milhões de crianças e adolescentes brasileiros dentro do espectro autista. Trata-se de um número elevado de famílias que necessitam de auxílio especializado envolvendo diversos profissionais.

Muitas pessoas nos questionam a respeito dos possíveis motivos do aumento da prevalência do autismo nos últimos 50 anos, e a resposta para essa pergunta está diretamente relacionada a cinco motivos principais:

Primeiro motivo: os primeiros estudos de prevalência do autismo eram realizados a partir dos critérios diagnósticos do DSM III (Manual Diagnóstico e Estatístico dos Transtornos Mentais), publicado pela Associação Americana de Psiquiatria, em 1980. Esses critérios abrangiam apenas os casos extremamente graves de autismo. Casos que hoje são considerados dentro do espectro autista não recebiam, na época, esse diagnóstico ou eram rotulados como deficiência intelectual, por exemplo. Portanto, atualmente, temos um espectro de sintomas que vai de casos bem leves a casos muito graves.

Segundo motivo: existem mais médicos especialistas capacitados e habilitados para realizar o diagnóstico e tratamento do autismo com eficiência e qualidade. Esses médicos especialistas incluem: psiquiatras da infância, neuropediatras, neurologistas da infância e pediatras do desenvolvimento.

Terceiro motivo: existem mais centros médicos especializados em diagnóstico e tratamento do autismo e mais investimentos na área médica dedicada ao transtorno do espectro autista no Brasil e no mundo. Desta forma, mais crianças são diagnosticadas e iniciam tratamentos precoces.

Quarto motivo: as famílias estão buscando mais ajuda e lutando pela causa autista no Brasil e no mundo. Infelizmente, por preconceito e desinformação, muitas crianças não recebiam atendimento médico especializado no passado e eram deixadas de lado, pois as famílias não sabiam que existiam tratamentos eficientes para as dificuldades de seus filhos. Graças aos esforços de muitas associações de pais e de mais acesso a informação por meio de livros, *websites* e ao poder das mídias digitais, as famílias estão buscando ajuda e lutando por seus direitos!

Quinto motivo: com a universalização do conhecimento e mais investimentos financeiros na criação de centros de pesquisa, mais recursos são direcionados para o estudo do autismo e mais publicações científicas de alta qualidade são produzidas. Dessa forma, obtemos mais dados epidemiológicos atualizados e mais pesquisas são publicadas com conteúdos mais fidedignos, nos oferecendo maior conhecimento sobre o autismo.

Assim, o transtorno do espectro autista ilustra um grande problema de saúde pública e que deve ser enfrentado com a participação e o apoio de toda a sociedade civil, além de representantes do poder público. Precisamos desenvolver estratégias e projetos na área da saúde e educação que incluam essas crianças e suas famílias.

3
QUAIS SÃO AS CAUSAS DO AUTISMO?

FATORES GENÉTICOS

Está cada vez mais claro que a genética é a principal responsável pela origem do autismo. Existem centenas de pesquisas científicas sendo conduzidas em diversas universidades e centros avançados de estudo em todo o mundo que corroboram isso.

O autismo é uma condição neurobiológica, de origem genética, o que significa que alterações no código genético do feto em desenvolvimento no útero da mãe fazem com que ocorra uma cadeia de reações químicas que modificam a qualidade, a produção, a forma, a organização e o número de células e alteram a expressão química desses neurônios.

A maneira como essas células nervosas vão migrar no cérebro para formar conexões e redes neurais também é influenciada. A criança nasce com alterações na estrutura cerebral, na maneira como as células nervosas (neurônios) se organizam no cérebro em formação durante o desenvolvimento fetal, e essas mudanças são responsáveis pelos atrasos identificados em cognição, socialização, linguagem e demais dificuldades no autismo.

Estudos científicos mostram que a genética está intimamente ligada ao autismo. Por exemplo, pais que têm um filho autista apresentam até 18% de chances de ter um segundo filho no espectro autista também.

Outros estudos genéticos com gêmeos idênticos concluem que se um dos irmãos tem autismo, a chance de o outro ter também varia entre 36%-95%. No caso de gêmeos não idênticos, essa chance se reduz para até 31%.

Ainda na esfera genética das hipóteses para o autismo, vale ressaltar que a ocorrência simultânea do autismo com outras condições neurológicas, genéticas e comportamentais está em torno de 83%. Três exemplos são a síndrome de Down, a síndrome do X frágil e a deficiência intelectual, que apresentam maiores chances de também ocorrer simultaneamente com o autismo.

Estudos científicos também evidenciam que filhos de pais mais velhos (aqueles que se tornaram pais após os 40 anos de idade) apresentam maiores riscos de desenvolver autismo.

FATORES AMBIENTAIS

Fatores ambientais isolados também podem participar na origem do autismo. Esses componentes ambientais seriam insultos graves provocados ao cérebro fetal em desenvolvimento durante o período gestacional.

Nesse caso, doenças congênitas, como rubéola, encefalites, meningites, uso de drogas ou medicamentos com alto potencial tóxico, prematuridade do parto, baixo peso ao nascimento, entre outros fatores, poderiam hipoteticamente produzir alterações de estruturas cerebrais, ou alterar fatores imunológicos e bioquímicos, predispondo e até mesmo desencadeando o comportamento autista.

EPIGENÉTICA

Outra área de estudo promissora para identificar as causas do autismo é a epigenética. A epigenética estuda os fatores que controlam a expressão dos genes, que é regulada por substâncias químicas presentes no DNA. A qualidade e quantidade dessas substâncias químicas podem ser alteradas por fatores ambientais a que a gestante é exposta, por exemplo. Assim, a maneira como os genes interagem com o meio ambiente também é foco de estudo e, potencialmente, também é responsável pela origem de sintomas autísticos.

Estudos têm demonstrado que a epigenética pode influenciar respostas imunológicas maternas relacionadas a maior suscetibilidade para o transtorno do espectro autista. Essas alterações intraútero podem ser suscetíveis a fatores ligados ao estilo de vida materno, como tabagismo, uso de álcool, obesidade e desnutrição.

Para se ter uma ideia, um estudo dinamarquês encontrou um aumento duas vezes maior para a prevalência de autismo em filhos de mães que tiveram infecções pelo vírus Influenza durante a gestação e um aumento de três vezes para mães que tiveram febres prolongadas.

SEED

Podemos concluir assim que as causas do autismo não estão completamente esclarecidas. Destacamos o maior estudo epidemiológico sendo conduzido atualmente no mundo e que se chama SEED – *Study to Explore Early Development* (Estudo para se Explorar o Desenvolvimento Precoce). O SEED visa identificar os principais fatores de risco relacionados ao desenvolvimento do autismo, o que nos ajudaria a entender as causas e ajudaria na busca pela prevenção e tratamento mais adequado para o transtorno do espectro autista.

MITOS LIGADOS À ORIGEM DO AUTISMO

MÃE GELADEIRA

Antigamente, acreditava-se que as chamadas "mães geladeira" seriam as causadoras do autismo. O termo se refere a crianças expostas a mães que demonstravam pouco ou nenhum afeto em relação aos filhos e eram negligentes, ausentes e violentas. Estudos neurocientíficos demonstraram que métodos de criação parental e ausência de afeto não causam autismo. Como explicado neste capítulo, as origens do autismo estão relacionadas a fatores genéticos e potencialmente a fatores epigenéticos.

Por outro lado, sabemos que mães presentes, afetuosas e atenciosas podem ajudar muito no desenvolvimento de habilidades sociais, comunicativas e comportamentais de crianças no espectro autista. Por isso, nosso compromisso de capacitar pais e responsáveis por meio deste livro e dos nossos treinamentos presenciais e *online*.

VACINAÇÃO

Outro mito com relação à origem do autismo é a vacinação. Em 1997, uma hipótese para a causa do autismo foi levantada pelo médico inglês Andrew Wakefield, que relacionou o aumento da incidência de autismo com a vacina tríplice viral. Estudos posteriores comprovaram uma série de fraudes e erros metodológicos no artigo escrito pelo médico britânico.

Conflitos de interesse e violações éticas foram investigados pela polícia britânica, e seu artigo foi desqualificado pela comunidade científica internacional. O médico britânico foi processado por fraude, condenado, e teve a licença médica cassada no Reino Unido.

Por mais absurda que tenha sido essa hipótese, diversos estudos científicos foram conduzidos posteriormente, e todos comprovaram que a vacinação não causa autismo. Infelizmente, ainda hoje, muitas famílias se recusam a vacinar seus filhos, e epidemias de sarampo e rubéola estão ocorrendo no mundo todo.

4
QUAIS SÃO OS SINAIS DE ALERTA NO AUTISMO?

MILESTONES E A IMPORTÂNCIA DOS MARCOS EVOLUTIVOS DO DESENVOLVIMENTO INFANTIL

Preocupados com o comportamento da filha Milena de dois anos e seis meses que ainda não falava, resistia aos cuidados paternos e não interagia com outras pessoas, o casal Samuel e Lourdes procura a ajuda do médico pediatra da criança.

"Mãe, não seja ansiosa! Sua filha não tem nada. Clinicamente é supersaudável, mas ela é mais lenta no desenvolvimento mesmo... Ela tem o tempo dela, vamos aguardar mais alguns meses e tudo ficará bem, ok?"

Infelizmente, escutamos relatos como esse diariamente na clínica. Mães que, ao identificar comportamentos sugestivos de autismo, levam suas dúvidas e angústias ao pediatra da criança e acabam por perder a oportunidades de iniciar uma intervenção precoce para o tratamento do transtorno do espectro autista em razão da postura expectante de muitos profissionais da saúde.

Vamos deixar claro uma coisa: não existe essa questão de "tempo dela". O que existem são marcos evolutivos importantes do desenvolvimento infantil, também chamados *developmental child milestones*, e que precisam ser conhecidos, respeitados e avaliados cuidadosamente quando se encontram alterados.

Claro que não se trata de uma ciência exata, entretanto, na identificação de atrasos importantes do desenvolvimento da criança, precisamos acender o sinal de alerta e iniciar uma investigação detalhada. Na dúvida, inicie o tratamento imediatamente, pois não podemos perder tempo! Intervenção precoce significa intervir cedo para obter os melhores resultados possíveis no desenvolvimento da criança.

Portanto, pais, familiares, responsáveis e pediatras precisam estar atentos a alguns sinais de alerta para a possibilidade de um transtorno do espectro autista. A presença de um desses sintomas não significa que a criança seja autista, mas deve sinalizar para a importância de uma avaliação comportamental detalhada, a ser realizada por um médico especialista em desenvolvimento infantil, como psiquiatra da infância, neuropediatra ou neurologista infantil.

Reforçamos que o autismo é uma questão de saúde pública, visto que a incidência dessa condição comportamental é muito elevada. Assim, será de fundamental importância que o médico pediatra tenha conhecimento psicopatológico para conduzir bem os casos de autismo que diariamente aparecem nos consultórios e ambulatórios médicos.

PRINCIPAIS CARACTERÍSTICAS

Bebês com autismo apresentam grande déficit no comportamento social, tendem a evitar contato visual e se mostram pouco interessados na voz humana. Eles não assumem uma postura antecipatória; por exemplo, colocando seus braços à frente para serem erguidos pelos pais, podem ficar indiferentes ao afeto e não demonstrar expressão facial ao serem acariciados.

Outra característica observada em alguns bebês e crianças pequenas com autismo é o início normal de seu desenvolvimento de habilidades sociais, mas de repente esse processo é interrompido e a criança começa a regredir em seu desenvolvimento social. Por exemplo, a criança com dois anos de idade que para de falar, de dar tchau e de brincar socialmente, como nos jogos do tipo esconde-esconde.

Quando crianças não seguem seus pais pela casa e não demonstram ansiedade por se separar deles. Não se interessam em brincar com familiares e há indiferença por jogos ou atividades em grupo. Suas ações podem se limitar a atos repetitivos e estereotipados, como cheirar e lamber objetos ou bater palmas e mover a cabeça e o tronco para a frente e para trás.

O interesse por brinquedos pode ser peculiar: a criança pode gostar do movimento circular da roda de um carrinho ou do barulho executado por ele, por exemplo. Essas alterações estão relacionadas com respostas não usuais a experiências sensoriais diferentes vivenciadas pela criança.

Pode ocorrer fascinação por luzes, sons e movimentos que o despertem para um interesse maior pelo ventilador de teto ou por uma batedeira elétrica, por exemplo. A textura, o cheiro, o gosto, a forma ou a cor de um objeto também podem desencadear um interesse específico na criança com autismo.

Essa criança pode se sentir incomodada por pequenas mudanças em sua rotina diária, o que pode resultar em violentos ataques de raiva. Também é observado que quase a totalidade de crianças autistas resiste em aprender ou praticar uma nova atividade, sendo essa uma grande dificuldade para a adesão da criança a um programa de tratamento.

Vale ressaltar que crianças com autismo não são incapazes de se desenvolver, porém o fazem de maneira menos eficiente do que outras crianças da mesma idade. Isso significa que quando comparamos crianças da mesma faixa etária, identificamos prejuízos e atrasos significativos no desenvolvimento de crianças no espectro autista.

TRANSTORNOS ASSOCIADOS

A inteligência fica comprometida em grande parte das crianças com autismo: cerca de 50% desses pacientes apresentam algum grau de deficiência intelectual. Contudo, o trabalho de estimulação cognitiva, o acompanhamento escolar e aulas de reforço auxiliam muito para a aprendizagem dessas crianças.

Outros transtornos associados podem estar presentes, e algumas dessas principais condições são o transtorno obsessivo compulsivo, o transtorno de ansiedade generalizada, os transtornos de tiques, o transtorno de déficit de atenção/hiperatividade, deficiência intelectual e a epilepsia.

Adolescentes autistas podem adquirir sintomas obsessivos, como ideias de contaminação, e apresentar comportamentos compulsivos e ritualísticos, por exemplo, toques repetitivos em certos objetos pessoais, rituais de lavagem e constante ansiedade relacionada a temas do interesse do jovem.

SINAIS DE ALERTA!

AOS 4 MESES DE IDADE:
Não acompanha objetos que se movam na sua frente.
Não sorri para as pessoas.

Não leva as mãos ou objetos à boca.
Não responde a sons altos.
Não emite sons com a boca.
Não sustenta a cabeça.
Dificuldade em mover os olhos para todas as direções.
Perdeu habilidades que já possuía.

AOS 6 MESES DE IDADE:
Não tenta pegar objetos que estão próximos.
Não demonstra afeto por pessoas familiares.
Não responde a sons emitidos próximos a ele.
Não emite pequenas vocalizações.
Não sorri ou dá risadas ou expressões alegres.
Perdeu habilidades que já possuía.

AOS 9 MESES DE IDADE:
Não senta, mesmo com auxílio.
Não balbucia.
Não reconhece o próprio nome.
Não reconhece pessoas familiares.
Não olha para onde você aponta.
Não passa os brinquedos de uma mão para outra.
Não demonstra reciprocidade.
Não responde às tentativas de interação.
Perdeu habilidades que já possuía.

AOS 12 MESES DE IDADE:
Não faz contato visual.
Não engatinha.
Não fica em pé, quando segurado.
Não procura objetos que vê sendo escondidos.
Não fala palavras como "papai" ou "mamãe".
Não entende comandos como "dar tchau".

Não aponta para objetos.
Perdeu habilidades que já possuía.

AOS 18 MESES DE IDADE:
Não anda.
Não fala pelo menos seis palavras.
Não aprende novas palavras.
Não expressa o que quer.
Não aponta para mostrar algo.
Não se importa quando o cuidador se afasta ou aproxima.
Não copia comportamentos.
Perdeu habilidades que já possuía.

AOS 2 ANOS DE IDADE:
Não fala frases com duas palavras que não sejam imitação (exemplo: quero água).
Não copia ações ou palavras.
Não segue instruções simples.
Não anda de forma equilibrada.
Não entende o que fazer com utensílios comuns como colher, telefone, escova de cabelo.
Perdeu habilidades que já possuía.

AOS 3 ANOS DE IDADE:
Cai muito ao andar.
Fala muito pobre ou incompreensível.
Não compreende comandos simples.
Não consegue brincar de faz de conta.
Não consegue brincar com brinquedos simples (exemplo: quebra-cabeça, Lego).
Não há interesse em brincar com outras crianças.
Perdeu habilidades que já possuía.

AOS 4 ANOS DE IDADE:
Não brinca com outras crianças.
Interage com poucas pessoas.
Resiste em trocar de roupas.
Não aprende histórias de faz de conta.
Tem dificuldades na fala.
Não entende comandos simples.
Não usa os pronomes "você" e "eu" corretamente.
Tem dificuldade em rabiscar um desenho.
Perdeu habilidades que já possuía.

COMO SE FAZ O DIAGNÓSTICO?

O diagnóstico do autismo é clínico, depende de uma minuciosa avaliação comportamental da criança e da entrevista com os pais. Caso a criança já esteja inserida em um programa educacional, a avaliação pedagógica escolar também será muito importante.

Enfatizamos que exames por imagem, como ressonância nuclear magnética, tomografia computadorizada ou testes sanguíneos, não ajudam no diagnóstico e não precisam ser realizados, a não ser que o médico queira tirar dúvidas sobre outras patologias clínicas com sintomas semelhantes aos do autismo ou mesmo quadros de comorbidades (quando existe mais de uma condição médica ocorrendo simultaneamente na criança).

Basicamente, durante a avaliação comportamental o médico e sua equipe fazem um rastreamento do desenvolvimento da criança, buscando identificar se ela está aprendendo as habilidades básicas referentes a fala, linguagem corporal, comportamento social, cognição e empatia. Um atraso em qualquer dessas áreas pode ser sinal de um problema de desenvolvimento.

Normalmente os médicos mais indicados para essa avaliação são os psiquiatras especialistas em infância e adolescência, neurologistas da infância ou neuropediatras, porém reforçamos que seria de fundamental importância que médicos pediatras tivessem profundo conhecimento sobre desenvolvimento infantil. Dessa forma, a maioria dos casos poderia ser identificada precocemente e não perderíamos oportunidades de ouro para tratar desde o início os casos de autismo.

Após o processo de avaliação comportamental e identificação do transtorno do espectro autista, o médico especialista e a psicólogo comportamental, juntamente com uma equipe multidisciplinar, deverão criar um plano individual de tratamento e dar início ao processo terapêutico imediatamente.

Destacamos novamente que quanto mais cedo o diagnóstico melhores serão as possibilidades e oportunidades de tratamento para a criança, portanto, a identificação precoce, conforme enfatizamos, deve ser a regra geral.

6

BIRRAS, DESOBEDIÊNCIA E OPOSIÇÃO ÀS REGRAS

Sempre que o assunto é comportamento infantil, nos deparamos com inúmeras queixas dos pais referentes a sintomas de birras, oposição às regras, desobediência, desafio aos comandos e às orientações dos adultos. Daí, somos inundados por dúvidas, preocupações e pedidos de ajuda de pais que desejam aprender a lidar com os "reizinhos e rainhazinhas da casa". Quando conversamos com pais de crianças no espectro autista, esses questionamentos também são muito comuns, por isso decidimos escrever um capítulo inteiro dedicado ao tema.

Uma dúvida frequente dos pais refere-se ao possível diagnóstico duplo de autismo e transtorno desafiador opositivo. Crianças no espectro autista podem apresentar comportamentos desafiadores, opositivos ou birras, como qualquer criança, mas, ao fazê-lo por um desejo primário de satisfação ou por uma questão sensorial que esteja incomodando muito, não podemos considerar isso um diagnóstico duplo de autismo e transtorno desafiador opositivo.

Crianças com transtorno desafiador opositivo se opõem ou quebram as regras deliberadamente em um caráter de oposição formal ao comportamento da figura de autoridade, por exemplo. Para isso, é necessário interpretar e prever o comportamento da outra pessoa a quem se opõe. Exige percepção social aguçada, o que é a base da dificuldade de uma pessoa com características do espectro autista.

Percebemos que a criança com autismo, na maioria das vezes, apresenta inocência, não maldade. A dificuldade no autismo está no autocontrole, quando as coisas não saem como gostaríamos

TEORIA DA MENTE

Outro argumento contra a associação dos diagnósticos está relacionado à inabilidade da criança autista em responsabilizar outras pessoas pelos seus supostos erros ou mau comportamento. Essa dificuldade de se colocar no lugar da outra pessoa e entender que outras pessoas possam raciocinar e pensar de forma diferente dela é o que chamamos Teoria da Mente.

Na série *The Good Doctor*, o médico que tem autismo, Dr. Shawn Murphy, protagoniza exemplos de dificuldade em Teoria da Mente. Trata-se de um jovem muito bondoso e afetivo. Em uma das ocasiões, ele leva para o zelador uma lista de coisas necessárias para consertar em seu apartamento. O problema é que ele faz isso à meia-noite! Ele tem várias oportunidades de perceber sinais de que o horário não era adequado: ninguém nos corredores do prédio, silêncio absoluto, demora do zelador em atender à porta. Porém, mesmo depois que ele abre a porta, com cara de sono e de pijama, Shawn não percebe que sua atitude é inadequada e insiste na lista de afazeres. O zelador fica zangado, pensando coisas ruins sobre o médico e opostas à sua verdadeira natureza. Esse é um exemplo da dificuldade em se colocar no lugar do outro.

Portanto, a Teoria da Mente refere-se à habilidade de compreender que temos uma mente, que hipoteticamente somos capazes de raciocinar, planejar, imaginar ou mentir sobre determinado assunto e compreender que as pessoas não são capazes de perceber isso. Da mesma forma que podemos entender que a outra pessoa também tem uma mente capaz de pensar de maneira independente, raciocinar ou mesmo mentir sem que o percebamos.

TRANSTORNO DESAFIADOR OPOSITIVO

Para elucidar melhor esse assunto, vamos descrever brevemente as características do transtorno desafiador opositivo e, em seguida, abordar as birras e problemas comportamentais normais que vivenciamos com todas as crianças.

O transtorno desafiador opositivo é uma condição comportamental comum entre crianças de idade escolar e pode ser definido como um padrão persistente de comportamentos negativistas, hostis, desafiadores e desobedientes, observados nas interações sociais da criança com adultos e figuras de autoridade de forma geral, como pais, tios, avós e professores, podendo estar presente também em seus relacionamentos com amigos e colegas de escola. Esse transtorno pode estar relacionado a outras condições comportamentais e, frequentemente, precede o desenvolvimento de transtorno de conduta, uso abusivo de drogas e comportamento delinquencial.

As principais características do transtorno desafiador opositivo são perda frequente da paciência, discussões com adultos, desafio, recusa em obedecer a solicitações ou regras, perturbação e implicância com as pessoas, podendo responsabilizá-las por seus erros ou mau comportamento. A criança se aborrece com facilidade e comumente se apresenta enraivecida, agressiva, irritada, ressentida, mostrando rancor e ideias de vingança. São crianças que apresentam dificuldade no controle do temperamento e das emoções, uma teimosia persistente, sendo resistentes a ordens e parecendo testar os limites dos pais a todo momento.

Os sintomas aparecem em vários ambientes, mas é na sala de aula e em casa que eles podem ser mais bem observados. Tais sintomas devem causar prejuízo significativo na vida social, acadêmica e ocupacional da criança, e, ainda, é importante observar que no transtorno desafiador opositivo não há sérias violações de normas sociais ou direitos básicos alheios, como ocorre no transtorno de conduta.

Estudos científicos atribuem esse diagnóstico a cerca de 10% das crianças em idade escolar, sendo duas vezes mais frequente entre meninos do que em meninas. Os sintomas iniciais do transtorno desafiador opositivo ocorrem, normalmente, entre os cinco e os oito anos de idade.

Com frequência essas crianças e adolescentes apresentam baixa autoestima, fraca tolerância às frustrações, humor deprimido, ataques de raiva e têm poucos amigos, pois comumente são rejeitados pelos colegas em razão de seus comportamentos impulsivos, opositores e de desafio às regras sociais do grupo. O início do uso abusivo de álcool e de outras drogas merece especial atenção nessas crianças, pois os conflitos familiares gerados pelos sintomas do transtorno, comportamentos de oposição e desafio às normas podem facilitar o envolvimento problemático com essas substâncias no futuro.

É muito importante ressaltar que o transtorno desafiador opositivo é muito mais do que aquela "birra" ou desafio típico de uma criança, que seria, na verdade, uma simples reação contextual de oposição, por exemplo, quando a criança quer um sorvete e não é atendida pela mãe. Devemos entender também que um comportamento opositivo temporário é comum, faz parte do desenvolvimento normal de crianças, inclusive com um aumento natural durante a adolescência. No transtorno desafiador opositivo nos deparamos com crianças apresentando sintomas severos, que provocam graves prejuízos na sua vida acadêmica e social, interferindo muito nos relacionamentos com membros da família.

7
COMPORTAMENTO INFANTIL

Além das técnicas psicoterápicas para estimular as crianças com autismo, todos precisamos entender um pouco de comportamento infantil. Crianças – com desenvolvimento típico ou atípico – emitem comportamentos inadequados por várias razões diferentes.

Atualmente temos diversos conteúdos de informação sobre crianças com autismo: livros, *sites*, *blogs* que trazem estratégias interessantes para a estimulação contínua dos pequenos que estão dentro do espectro. Porém, antes de falarmos em estimulação precisamos entender um pouco sobre comportamento infantil.

O conceito de comportamento pode ser amplo, mas, definindo em poucas palavras e descrevendo de forma simples, podemos entender o comportamento como aquilo que uma pessoa faz ou diz, ou seja, uma ação, por exemplo, "gritar". Mas, como sabemos se o comportamento está normal ou anormal? Dentro ou fora do que é esperado para a crianças? Se é uma fase do desenvolvimento ou se está diferente do que deveria ser?

Qualquer sintoma ou comportamento que traz prejuízos para a vida familiar, escolar ou social de uma pessoa deve ser investigado como transtorno. Se traz consequências ou efeitos negativos, tais como afastar amigos, desestimular os professores a ensinar, estresse em casa com pais e irmãos, pode e deve ser cuidado.

Muitas vezes, a criança faz algo sem querer e, com o retorno que recebem do ambiente, selecionam esse comportamento como algo bom ou legal. Vemos no *shopping*, por exemplo, muitas crianças chorando e se jogando no chão quando os pais não compraram um determinado brinquedo. Quando a criança fica triste, é normal chorar! Essa é uma reação esperada quando estamos tristes. Mas, se ao fazer isso os pais ficam envergonhados e cedem em dar o brinquedo, a criança pode associar que esse comportamento foi bom para ela. Nas próximas vezes, poderá fazê-lo intencionalmente.

Chorar, por exemplo, é um comportamento normal, que todos emitimos desde que nascemos. Os bebês choram para se comunicar, para expressar sentimentos – fome, dor, frustração. Com o passar dos meses, outras formas de comunicação começam a entrar no lugar do choro. Por volta de seis meses de idade, os bebês aprendem a trocar balbucios, começam a apontar na direção do que desejam e refinam estratégias de interação. Com um ano de idade já falam palavrinhas isoladas, principalmente para expressar o que querem.

O desenvolvimento nas crianças com autismo não ocorre assim. Há atraso na comunicação social, o que faz parte do critério diagnóstico do TEA. Com isso, o choro pode ocupar um lugar que seria da linguagem.

Alguns bebês com autismo extrapolam o padrão típico de choro. Podem chorar por horas, sem nada que os console. Como têm dificuldade em se expressar de outra maneira, a tendência é de ficarem mais frustrados e entrarem em um estado de desregulação emocional e sensorial. Com isso, as pessoas em volta terão ainda mais dificuldade de entender o que eles querem e, assim, entrar em um ciclo de frustração inconsolável. Depois de algum tempo, a própria criança não sabe mais o que quer ou o que fazer para se acalmar.

Felipe chorava desesperadamente, todas as noites. Dormia por poucas horas seguidas, somente duas ou três, e acordava chorando muito. Nada do que os pais fizessem servia para acalmá-lo. Eles tentaram tudo: técnicas aprendidas em livros para o bebê dormir, levá-lo para andar de carro no meio da madrugada para tentar "embalar" o sono (o pai era conhecido na garagem do prédio por fazer isso todas as noites). Em casa, o "clima" era sempre tenso. Ninguém fazia barulhos e os pais brigavam toda vez que algo caía ou que algum barulho era feito sem querer. Não recebiam mais visitas, não saíam de casa. Viviam em função de minimizar as possibilidades de desorganizar o filho e tornar os dias e as noites ainda mais difíceis.

Todas as noites foram assim até os dois anos de idade, quando os pais descobriram o diagnóstico e buscaram recursos comportamentais e medicamento para organizar a criança.

A criança desenvolve vários comportamentos, e esse repertório se amplia à medida que ela vai crescendo, por exemplo: começa a se rastejar pelo chão, engatinhar, ficar em pé apoiada nos móveis da casa, dar alguns passos curtos e desajeitados, até começar a andar sozinha. São aproximações sucessivas a comportamentos-alvo finais. Com comportamentos indesejados isso ocorre da mesma maneira. São pequenas ações e consequências que se somam, e, quando percebemos, eles já estão muito intensos!

É importante saber técnicas e ter a prática do manejo desses comportamentos, que costumam ser ainda mais acentuados em criança com autismo. Existem diversos tratamentos baseados em terapias comportamentais ou cognitivo-comportamentais que podem ajudar a lidar com esses comportamentos que saem do padrão regular.

POR QUE TRATAR COMPORTAMENTOS INADEQUADOS

As maiores queixas dos pais são sobre a intensidade e a frequência com que os comportamentos inadequados nas crianças com autismo, tais como a birra, acontecem. Atinge a todos, em maior ou menor grau. Há maior índice de divórcio e de estresse conjugal em pais de crianças com autismo quando comparados a pais de crianças com outros transtornos ou com desenvolvimento típico. Responder o que fazer não é tão simples, pois envolve um conjunto de estratégias e análises. A dificuldade aumenta muito quando há desalinhamento dos pais com relação à conduta diante de eventuais comportamentos disruptivos, tais como as birras.

Entende-se popularmente como birra os comportamentos disruptivos de choros, gritos, agressão a si mesmo, aos outros, e, muitas vezes, quebrando objetos. Usaremos o termo "birra" para descrever esse conjunto de comportamentos.

Precisamos fazer uma distinção importante: não falaremos aqui sobre choros que ocorrem quando a criança se machuca ou está doente. Quando nos referirmos a birras, entenderemos como um conjunto de comportamentos inadequados, com a função de conseguir algo e não de eliminar necessidades fisiológicas, ou seja, um comportamento que tem como função conseguir algo das pessoas em volta, seja atenção, algum item ou retirada de estímulo que está aversivo para a criança.

Prejuízos Sociais

De fato, esses comportamentos podem ser muito prejudiciais não só para a família, pois tornam o ambiente muito estressante, mas também na escola e nas terapias. As crianças poderão ter dificuldade para brincar ou para aceitar a intervenção de coleguinhas nas suas brincadeiras. Se a criança se afasta ou agride, ninguém quer ficar perto, e ela perderá oportunidades de aprendizagem e de troca de experiências.

Sofrimento da Criança

Se mesmo trazendo prejuízos para os familiares e para o ambiente social a criança fosse feliz, nossas colocações aqui seriam diferentes. Porém, ninguém sofre mais com esses comportamentos do que a própria criança. Entrar nesse nível de estresse é extremamente prejudicial ao organismo. Nesses momentos hormônios em excesso, como a adrenalina, por exemplo, são liberados, desnecessariamente, no organismo.

Rafa está com um ano e meio fica muito irritado algumas vezes. Chora exaustivamente. Os pais tentam "adivinhar" o que ele quer oferecendo inúmeras opções: mamadeira, olham a fralda, pegam no colo e tentam fazê-lo dormir. Tudo sem sucesso! Ao entregarem um brinquedo específico, em uma tentativa aleatória de fazer com que ele pare de chorar Rafa cessa o choro e chega a adormecer de tão cansado, tamanho foi seu esforço para conseguir o que deseja.

Rafa está dentro do espectro e apresenta, desde muito pequeno, dificuldades em se comunicar, e se utiliza de comportamentos inadequados para isso.

O problema é que, enquanto a criança usar as birras para se comunicar, ela vai aprender muito pouco e, consequentemente, viver cada vez mais isolada em seu "mundinho singular". Precisamos ensinar para essas crianças comportamentos alternativos.

TERRIBLE TWO OU OS DOIS ANOS TERRÍVEIS

É fundamental saber diferenciar esse transtorno do comportamento de um comportamento opositivo e desafiador normal que toda criança experimenta durante seu desenvolvimento, conforme cresce e ganha mais autonomia. Por exemplo, costumamos dizer que nós, seres humanos, quando nascemos, ganhamos um "kit de sobrevivência": nosso cérebro. Apesar de sermos os seres vivos mais desenvolvidos do planeta, ao nascer possuímos um cérebro pequeno e pouco desenvolvido. Diferentemente de outros animais, como um bezerro ou um cachorro, que logo após o nascimento já são capazes de se locomover e procurar a mãe para se alimentar, um bebê humano é um ser completamente dependente de seus cuidadores até pelo menos os primeiros anos de vida. O que um bebê recém-nascido faz quando está com fome? Quando está com sede? Quando está com frio? Quando deseja a companhia da mãe? Quando não tem nada para fazer? A resposta será sempre a mesma: chorar! Na verdade, a natureza, muito sábia, nos equipou com esse kit básico de sobrevivência, capaz de despertar a atenção da mãe sempre que necessário e que proporcionou a perpetuação da espécie nos últimos 200 mil anos. No decorrer dos dias, meses e anos após o nascimento, esse cérebro pequeno, com poucas células nervosas e conexões sinápticas, se desenvolverá, ganhará peso, novas redes neurais, e em algum tempo esse ser vivo será capaz de atribuições fantásticas, ganhando muita autonomia.

Nesse momento do desenvolvimento, muitos pais costumam relatar comportamentos de oposição de seus filhos, fato amplamente observado em outras culturas, como a norte-americana, que caracteristicamente chama essa fase do desenvolvimento de *terrible two*, ou os dois anos terríveis, como descrevem alguns autores.

Vamos a um exemplo que ilustra essa questão: um bebê de colo, quando acompanha sua mãe ao supermercado e esta deseja buscar um extrato de tomate ou um frasco de maionese, o bebê, por razões óbvias, obrigatoriamente a acompanha. Um ou dois anos mais tarde a mesma mãe pode encontrar dificuldades ao adentrar o supermercado com seu filho. Ora, caso o filho não deseje acompanhá-la a determinada área do estabelecimento, ele andará em outra direção, por exemplo, ou dirá: NÃO! Eis, por sinal, a primeira palavra que muitas crianças aprendem a dizer, algo absolutamente normal, é preciso frisar!

Dessa forma, é muito importante que pais, responsáveis e educadores saibam diferenciar esse comportamento opositivo normal que toda criança vivencia durante seu desenvolvimento à medida que ganha mais e mais autonomia.

COMO FAZER NO DIA A DIA

Fomos criados de forma a não considerar as atitudes adequadas, porque são "obrigação", e a dar muita atenção para a criança em comportamentos inadequados. Por mais que discordemos da educação que recebemos, essas mensagens ficam implícitas na nossa memória e tendemos a reproduzir o padrão, mesmo quando não concordamos com ele!

Paramos tudo o que estamos fazendo para dar uma bronca, mas não fazemos o mesmo para elogiar ou para dar atenção quando a criança está brincando adequadamente. Ficamos felizes por isso e a deixamos lá.

A primeira coisa a aprender será fazer uma análise dos nossos comportamentos e dos comportamentos das crianças. Como estamos reagindo nesses momentos? O que fazemos antes e depois que um comportamento disruptivo ocorre? A teoria que envolve esse raciocínio é baseada na teoria de Skinner, de Análise do Comportamento Aplicada.

ANÁLISE FUNCIONAL DO COMPORTAMENTO

Inicialmente precisamos entender qual é a função do comportamento. O que isso significa?

Função nada mais é do que o objetivo que a criança tem com aquela ação. Em crianças com autismo, a limitação da linguagem e a dificuldade na compreensão das sutilezas sociais de sentimentos ou intenções fazem com que tenham maior dificuldade em expressar e explicar o que querem ou precisam. Muitas vezes fazem isso por meio de comportamentos. Por exemplo, um comportamento de bater em si ou em outra pessoa parece agressivo, mas comumente a criança com autismo não tem como objetivo agredir, querer causar dor ou machucar. Bater pode ter sido uma forma inadequada de dizer que não está gostando do que aquela pessoa está fazendo, ou simplesmente um "não".

Dudu tem três anos e sempre que não quer mais comer morde o dorso da mão. A mãe de Dudu se preocupa muito com esse comportamento do filho, mas sempre que Dudu emite esse comportamento ela imediatamente o tira da cadeirinha e o coloca no chão. Dessa forma a criança aprendeu que morder o dorso da mão é uma maneira de dizer "não quero mais comer", já que sempre que faz isso obtém aquilo que deseja (sair da cadeirinha).

Devemos ter muito cuidado para entender, pois podemos punir a criança e piorar a situação. Assim, não estamos ensinando a ela qual a forma correta a fazer naquela situação.

Para ajudar a entender os comportamentos, temos três regrinhas:

- Analisar o antecedente: o que aconteceu com a criança imediatamente antes de o comportamento inadequado acontecer. Quais foram os gatilhos que desencadearam a reação?
- Identificar o comportamento: qual foi a resposta (ou o comportamento) emitida pela criança em decorrência do estímulo antecedente?
- Identificar o que acontece depois: quais as consequências que o comportamento gerou?

Possíveis Consequências que Aumentam a Frequência dos Comportamentos:

Reforço positivo: uma pessoa dá atenção ou entrega um brinquedo quando a criança emite um comportamento inadequado, com o objetivo de "acalmá-la".

Reforço negativo: uma pessoa para de exigir algo da criança, deixa-a sair de uma tarefa. Por exemplo, quando a criança esta fazendo lição e começa a chorar, a professora deixa que ela saia e dê uma voltinha para se acalmar.

Reforço automático: a criança faz algo para satisfazer as próprias necessidades – comportamentos estereotipados ou que tragam alguma satisfação sensorial.

Rogério tinha cinco anos quando chegou ao consultório com uma roupa de contenção para os braços e um capacete para impedi-lo de machucar a cabeça. Todos os dias, na hora do banho, ele batia a cabeça nos vidros e na parede, e, com isso, conseguia fugir do banho. Os pais já não sabiam mais o que fazer. Quanto mais insistiam, mais o garoto se batia.

Quando perguntamos sobre o início desses comportamentos, os pais relataram que o filho nunca gostou de tomar banho (alteração sensorial, recebia os pingos da água de forma aversiva. Após o tratamento conseguiu se recuperar). Todos os dias Rogério chorava e gritava para ir ao banheiro se lavar. Uma vez, porém, se jogou no chão de tanto chorar e enquanto se debatia bateu a cabeça sem querer na parede. A mãe estava junto e interrompeu o procedimento do banho para acariciá-lo e o acalmou no colo. A partir desse dia, Rogério passou a bater intencionalmente a cabeça na hora do banho para que as pessoas cedessem à sua vontade.

Vemos nesse caso um exemplo clássico de aprendizagem inadequada. A criança entendeu que batendo a cabeça conseguia a atenção da mãe e ainda se livrava do banho, que era muito aversivo para ela. Selecionou-se assim um comportamento inadequado que ainda trazia riscos para sua integridade física. É muito difícil solucionar esse problema. Nesse caso foi necessária a introdução de especialistas na casa para reverter a situação. A intenção aqui, porém, é exemplificar como podemos observar no dia a dia as pequenas coisas que fazemos que podem selecionar comportamentos inadequados aparentemente úteis para a criança, mas que podem colocá-la em risco, como no caso descrito anteriormante.

A prioridade é sempre proteger a criança dos riscos de se machucar!

Nos próximos capítulos falaremos das possibilidades das estratégias existentes para prevenir comportamentos indesejados, por meio de tratamentos e de técnicas comportamentais.

8
PLANEJANDO E ORGANIZANDO O TRATAMENTO

JANELAS DE OPORTUNIDADE

Até poucas décadas atrás, o autismo era um problema comportamental identificado apenas por volta dos três ou quatro anos de idade. Entretanto, com o avanço dos conhecimentos sobre essa patologia, tornou-se importante identificá-la o mais precocemente possível, preferencialmente até os dois primeiros anos de vida da criança.

Um dos grandes problemas no tratamento do transtorno do espectro autista é a demora na identificação dos sintomas e o consequente atraso do diagnóstico e iniciar o tratamento. Hoje sabemos que o autismo é um transtorno do comportamento que possui "janelas de oportunidade" para intervenção. Isso significa que, se esperarmos para agir, perderemos chances ímpares de promover a melhora da criança e limitaremos a chance de ela obter sucesso na melhoria de muitos sintomas.

Como relatamos nos capítulos anteriores, comumente nos deparamos com casos em que as famílias demoram muito a procurar ajuda especializada, pois são mal orientadas por profissionais que assumem o discurso de que a criança não tem nada, de que é preciso respeitar o seu tempo e diminuir a ansiedade de mãe.

Enfatizamos novamente, porém, que existem marcos importantes do desenvolvimento infantil que precisam ser respeitados, e, caso a criança apresente atrasos, ela precisa ser avaliada criteriosamente por uma equipe médica especializada.

Logo, a precocidade do diagnóstico e do tratamento é fundamental para ajudar no prognóstico e permitir que a criança seja tratada desde a idade pré-escolar. Quanto mais cedo identificado o problema melhor!

TRATAMENTOS ALTERNATIVOS (PERIGO À VISTA!)

Esse termo se refere a tentativas de tratamento a partir de métodos considerados controversos pela medicina moderna, pois não têm evidência clínica comprovada de eficácia. Algumas das modalidades utilizadas são dietas especiais, reposições vitamínicas, medicina tradicional chinesa, homeopatia, acupuntura, suplementação com sucos, ervas medicinais, quelação (suposta retirada de metais pesados do organismo), terapia hiperbárica, ozonioterapia, entre diversas outras modalidades.

Essas tentativas de tratamento podem ser potencialmente perigosas e tiram o foco dos esforços terapêuticos deslocando-o para intervenções sem fundamentação científica e, dependendo da intervenção, capazes de colocar em risco a vida e a saúde da criança.

Contudo, essas propostas de tratamento são muito sedutoras. Qual pai ou mãe não faria qualquer coisa para ver seu filho curado do autismo? Infelizmente ainda não existe a cura do autismo, portanto, desconfie de intervenções terapêuticas "mágicas" que prometam a eliminação de sintomas, e sempre que tiver dúvidas sobre o tratamento, procure orientação do médico especialista de seu filho.

PLANO INDIVIDUAL DE TRATAMENTO

O primeiro passo para o tratamento do autismo será a criação do Plano Individual de Tratamento (PIT). O PIT consiste em um projeto de tratamento que leva em consideração todas as necessidades individuais da criança com autismo. Lembre-se de que o transtorno do espectro autista engloba uma miscelânea de possibilidades e cada paciente apresenta necessidades diferentes uns dos outros.

Portanto, saber identificar as necessidades de cada criança será fundamental para criar um plano individualizado e personalizado, a fim de que todas as potencialidades da criança sejam exploradas.

PRINCIPAIS MODALIDADES TERAPÊUTICAS

O tratamento moderno para o transtorno do espectro autista é baseado em estudos científicos controlados e realizados há décadas em diversos centros de pesquisa das mais respeitadas e renomadas instituições acadêmicas dos Estados Unidos, Canadá e Europa.

As recomendações das principais diretrizes mundiais sobre o tema, além das principais recomendações da Academia Americana de Psiquiatria da Infância e Adolescência, da

Academia Americana de Pediatria e do Centro de Controle e Prevenção de Doenças (CDC), enfatizam a importância de intervenções conjuntas englobando diversas intervenções, mas que devem ser decididas pela equipe terapêutica com base nas demandas individuais da criança e da família. As principais modalidades terapêuticas utilizadas são: psicoeducação, suporte e orientação de pais, grupos de apoio, mediação escolar, acompanhante terapêutico, terapia comportamental, fonoaudiologia, treinamento de habilidades sociais, medicação, terapia ocupacional e terapia de reorganização sensorial.

MEDICAÇÃO

Não existem medicações que possam tratar especificamente o autismo, porém algumas medicações podem ser utilizadas quando identificamos "sintomas-alvo", ou seja, alguns sintomas comportamentais que atrapalham o funcionamento global da criança e que podem ser melhorados com medicamentos específicos.

Por exemplo, uma criança que apresente comportamentos agressivos, autoagressivos, que é agitada, inquieta, ansiosa, com movimentos repetitivos ou estereotipias, pode se beneficiar de uma intervenção farmacológica.

Outras crianças que apresentem diagnósticos associados como epilepsia, transtorno de ansiedade generalizada, transtorno de déficit de atenção/hiperatividade, transtornos de humor também podem fazer uso de medicação objetivando a melhora dos sintomas da patologia associada.

9
PREVENÇÃO DE COMPORTAMENTOS INADEQUADOS

Certa vez me lembrei de algo que aconteceu quando ainda era pequena. Cheguei na casa de uma amiga da minha mãe que tinha filhas da mesma idade que eu. Na época eu tinha uma boneca de que gostava muito e a levava para todos os lugares. Tímida para fazer amizades, não me aproximei das meninas e nem elas de mim. De repente, vi as duas disputando a minha boneca, cada uma puxando de um lado, e fiquei sem reação! Minha vontade era de correr até elas, gritar e pegar a boneca com força. Fiquei realmente apavorada! Porém precisei respirar fundo e elaborar um plano: se eu puxasse a boneca também, provavelmente a quebraria... Eu não podia gritar com as meninas, afinal não estava na minha casa! Então, fui até elas e tentei explicar que a boneca era minha e que elas iam quebrá-la se continuassem cada uma puxando para um lado, mas que poderíamos brincar todas juntas! As meninas se acalmaram e foram buscar outros acessórios. E, então, brincamos uma tarde inteira.

Provavelmente quando você era criança já vivenciou alguma experiência semelhante a essa, algo que desagrada você por completo, mas você precisa agir com calma e pensar antes de fazer alguma coisa. Essas situações vão se modificando à medida que crescemos. Vamos adquirindo habilidades para lidar com situações diversas. Imagine agora você indo para um compromisso importante, já atrasado e se deparando com um trânsito gigantesco! Claro que nesse momento a raiva se faz presente de diversas formas! Só que agora que é mais velho você também sabe que de nada adianta ficar ali chorando ou reclamando por estar atrasado. Você tenta pensar em alguma solução para se livrar do trânsito mudando o trajeto no GPS ou ligando e informando que não conseguirá chegar a tempo por causa do trânsito. Em todas essas situações conseguimos criar "novos caminhos" para solucionar os problemas. Mesmo quando nossa primeira reação é um comportamento impulsivo, aprendemos com as situações e criamos o que chamamos de flexibilidade mental para resolver problemas do nosso dia a dia.

As crianças com autismo podem ter maior dificuldade para compreender as regras sociais, para expressar seus pensamentos e sentimentos. Isso porque têm dificuldade em flexibilidade mental e comunicação social, que podem aparecer em sintomas como pouco contato visual, atraso na fala e na compreensão do que falam com elas, dificuldade em iniciar e manter uma interação ou conversa com os colegas e familiares, aparente indiferença com pessoas próximas, dificuldade de se colocar no lugar de outras pessoas, dificuldade em entender sutilezas das interações e abstração, dificuldade em negociar situações. Entendem as falas no sentido literal, de forma concreta.

Para crianças com autismo, situações como as descritas anteriormente são extremamente difíceis, ocasionando comportamentos inadequados e que podem se agravar à medida que crescem, caso não recebam estímulos adequados. Para lidar com uma situação corriqueira, de disputa de brinquedos, por exemplo, é necessário fazer uso de diversas áreas cognitivas, tais como funções executivas para planejar a estratégia de ação, linguagem para negociar e explicar seus sentimentos, entre outras. Enquanto essas habilidades ainda não estão presentes no repertório da criança, elas podem fazer uso de estratégias pouco elaboradas, como gritos, birras ou agressão, por exemplo.

Como podemos ajudar as crianças com TEA a se organizarem melhor, entenderem essas situações e não se desorganizarem a ponto de reagir com comportamentos disruptivos? A primeira coisa que devemos tentar fazer sempre é prevenir a ocorrência de comportamentos inadequados. Entender o funcionamento do autismo é importante para pensar em algumas estratégias que podem ser úteis para isso. Além disso, nos próximos capítulos veremos como eliminar comportamentos inadequados que já existem e como instalar comportamentos funcionais.

TÉCNICAS DE PREVENÇÃO DE DESORGANIZAÇÕES

ROTINAS COM FIGURAS

Crianças com autismo podem ter dificuldade de entender o ambiente e realizar leituras dos sinais sociais. Muitas vezes se desorganizam por não compreenderem o que acontecerá.

A criação de um quadro de rotina do dia é uma técnica muito eficiente que pode ajudar as crianças a se organizarem. Nós, adultos, falamos o tempo todo sobre onde vamos, combinamos o que fazer no dia, como será o dia seguinte, o final de semana... Porém, na maioria das vezes, essas informações não são compartilhadas com as crianças. Simplesmente as conduzimos ao que nós decidimos. Imagine se seu parceiro fizesse isso com você? Decidir sozinho e lhe conduzir ao que ele acha que deve, sem conversar com você antes? Isso provavelmente causaria angústia, pois você também já planejou algo e deseja que se realize conforme planejou.

As crianças com autismo também fazem um planejamento na cabecinha delas. No entanto, o dia a dia não acontece da forma que ela imaginou. Isso pode desorganizar a criança, gerando comportamentos disruptivos intensos como forma de obtenção do que deseja ou mesmo de demonstração de sua frustração diante do ocorrido. Mostrar para a criança o que acontecerá a ajuda a entender e aceitar as atividades. As dicas visuais facilitam a compreensão e a interpretação delas.

Vejamos um caso:
Os pais de Arthur, que está com cinco anos, nos trouxeram a queixa de que ele não gostava de obedecer. A cada ordem dada, uma batalha se instala para que Arthur cumpra as regras.

Arthur, apesar de muito esperto, apresenta uma inflexibilidade mental bem significativa, dificuldade quando não tem previsibilidade do que vai acontecer e poucos recursos para planejamento.

Para iniciar a intervenção, nossa equipe foi na casa da criança para observar a rotina, e nos deparamos com dificuldade de organização de toda a família. Arthur nunca sabia o horário do banho, da atividade ou de quando finalmente assistiria à TV, de que tanto gostava. Percebemos que o que desencadeava tais comportamentos era a angústia pela imprevisibilidade do seu dia a dia.

Decidimos instaurar para Arthur um quadro de rotina. Assim que acordava, Arthur, junto com sua mãe, organizava seu dia, e assim já sabia o seu horário do banho, da alimentação e do amado desenho.

Sabendo o momento e se organizando para as atividades, os comportamentos de birra desapareceram, pois agora ele entendia o que aconteceria no dia e assim sua ansiedade baixou. Quando havia alguma mudança na rotina sua mãe o levava até o quadro e explicava o que mudou e por quê. Arthur aceitava, pois sabia quais seriam os próximos passos.

Exemplo de Quadro de Rotina:

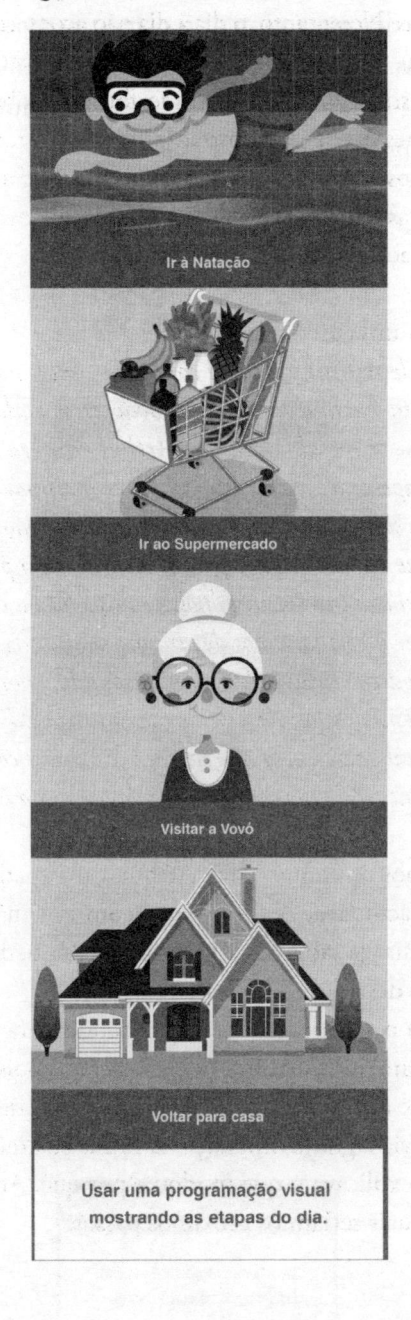

- Ir à Natação
- Ir ao Supermercado
- Visitar a Vovó
- Voltar para casa

Usar uma programação visual mostrando as etapas do dia.

Podemos também providenciar fotos das atividades da rotina dentro de casa e montar o planejamento com a criança todos os dias. Quando as atividades terminarem, tirar do quadro para ela ver a passagem dos acontecimentos e se programar para a próxima etapa.

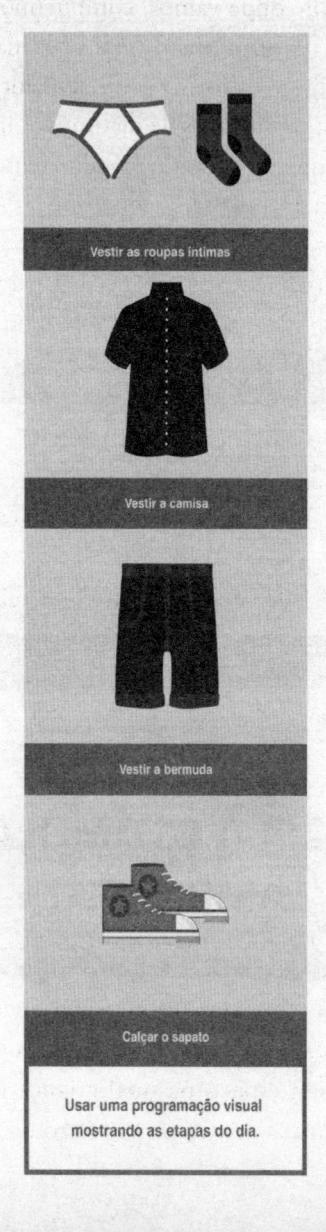

Vestir as roupas íntimas

Vestir a camisa

Vestir a bermuda

Calçar o sapato

Usar uma programação visual mostrando as etapas do dia.

ANTECIPAR O QUE VAI ACONTECER

Como mencionamos anteriormente, nós, adultos, falamos o tempo todo sobre onde vamos, combinamos o que fazer no dia, como será o dia seguinte, o final de semana... Quando o dia a dia não acontece da forma como a criança imaginou, podem ocorrer comportamentos de disruptivos intensos. Mostrar para a criança o que acontecerá a ajuda a entender e a aceitar as atividades, principalmente quando houver mudanças na rotina, mesmo as mais simples, por exemplo, a visita semestral ao dentista. Normalmente os pais deixam para dizer na última hora, adiando um possível desagrado ao filho e pegando-o de surpresa, o que torna as coisas piores.

As dicas visuais facilitam a compreensão e sua interpretação.

Sempre explique para as crianças o que será feito. Abaixe-se na altura dela e faça uso de figuras, para ela associar ao que está sendo falado.

Essas antecipações também podem ser feitas por meio de um apoio visual concreto, por exemplo, mostrar a toalha para indicar que é hora do banho.

REDUZIR A ESTIMULAÇÃO AMBIENTAL

Tenha um espaço em casa, sem os estímulos sensoriais que incomodam, para onde seu filho possa ir quando houver desregulação por excesso de estímulos. Um lugar calmo, tranquilo e seguro, um espaço na qual criança possa se acalmar e se regular. Crianças dentro do espectro do autismo podem apresentar desorganização por questões sensoriais. Pode ser por estímulos ambientais como barulhos, luzes ou excesso de estímulos visuais. Assim ela aprende a se acalmar de forma saudável, evitando a ocorrência de comportamentos inadequados.

Um exemplo de bom uso deste local é quando a mãe necessita secar o cabelo e a criança se sente perturbada pelo barulho sem identificar o motivo. Muitas crianças se incomodam com a situação, sendo este um bom momento para redirecionar para um ambiente mais calmo.

Fora de casa podemos ter dificuldade de encontrar estes ambientes tranquilos. Uma dica para a resolução deste problema são os fones de ouvido com isolamento acústico. Na série Atypical, o personagem principal tem autismo e faz uso desse recurso quando está no ônibus e em festas, pois o barulho o perturba muito.

DEIXAR CLARO O QUE A CRIANÇA DEVE FAZER

Muitas vezes falamos para a criança o que ela não pode fazer e ficamos martelando na sua cabecinha todos os comportamentos inadequados que ela emite. Ao agir assim perdemos a oportunidade de oferecer recursos para que ela substitua esses comportamentos por algo adequado.

Um exemplo simples é uma criança tendo que esperar em uma fila por horas. Na maior parte do tempo dizemos o que ela não pode fazer: não pode correr, não pode sair de perto, tem de parar de chorar, não pode ficar reclamando. Mas o que ela pode e deve fazer? Quase nunca nos referimos aos comportamentos esperados que elas devem emitir, como: Você precisa ficar parada aqui perto da mamãe ou do papai de mãos dadas. Ou, podemos também prevenir e nos antecipar ao que vai acontecer, deixando disponíveis oportunidades adequadas para a criança: você pode levar um livro para ler, uma revista para pintar, um jogo para brincar enquanto esperam.

Nas crianças com desenvolvimento atípico cometemos os mesmos erros. A maior parte do tempo falamos o que não podem fazer e esquecemos de deixar claro o que, exatamente, se espera dela naquele momento. Geralmente usamos a frase "você precisa se comportar". Mas o que, exatamente, significa isso?

Aqui, novamente a estratégia de uso de imagens e figuras pode servir para deixar claro o que esperamos e auxiliar a compreensão da criança.

Tenha sempre em mãos um banco de imagens (pode ser no celular mesmo) que ajude a explicar para a criança o que está acontecendo quando ela demonstra angústia. Como já vimos, as imagens podem ajudar muito.

Com essas figuras podemos mostrar para a criança o que vai acontecer e quais os comportamentos apropriados para a ocasião.

Vamos ilustrar um caso no qual obtivemos muito sucesso com essa técnica.

Afonso, um menino muito esperto de quatro anos, apresentava muita dificuldade em ambientes públicos. A queixa principal era que ele não sabia "se comportar" em restaurantes e shoppings. A criança ficava muito agitada, falava muito alto e não conseguia ficar sentada, correndo de um lado para o outro. Depois de um tempo ele começava a chorar e logo seus pais tinham que ir embora.

Fomos investigar e descobrimos que Afonso não sabia o que fazer nesses lugares, ele não entendia por que tinha que ficar esperando e nem o tempo que demorava. Não sabia o que fazer para esperar de uma forma adequada. Descobrindo isso, orientamos a família a preparar um banco de imagens que pudesse usar de suporte e, assim, orientar Afonso nesses momentos. Quando saíam com ele, passaram a apresentar-lhe o que ele deveria fazer, como ficar sentado e comer, que depois viria a sobremesa de que ele tanto gostava e que, depois que todos comessem, iriam embora. Uma figura plastificada indicando "sentar" era levada aos restaurantes e colocada na cadeira. Afonso entendeu o que deveria fazer naqueles momentos e passou a se comportar melhor.

HISTÓRIAS SOCIAIS

Histórias sociais são descrições curtas e simples criadas com a intenção de ajudar a criança a entender uma atividade ou situação particular, junto com comportamentos que são esperados nesse cenário.

O objetivo é ensinar comportamentos adequados, baseados em regras sociais, com pistas físicas e explicações verbais.

É um recurso muito utilizado com crianças do espectro. Ameniza a ansiedade, ajuda em situações-problema e possibilita a construção de novos repertórios comportamentais junto com a criança.

As histórias sociais podem ser simples e diretas. Por exemplo: Quando fico bravo, não posso bater: colocar um desenho simbolizando cada cena.

Podem também ser complexas, ensinando comportamentos alternativos para crianças mais velhas. Veja um exemplo de história social mais elaborada.

João, de cinco anos, apresentava inflexibilidade mental acentuada e dificuldade para abstrair conceitos interpessoais. A maior parte do tempo ele não conseguia fazer a leitura dos sentimentos inferidos do outro a partir dos comportamentos apresentados. A queixa principal da família era que João constantemente era desagradável com as pessoas, impulsivo e "mal-educado". Na realidade, o que acontecia com João era uma dificuldade de manejo social. Ele não tinha "maldade", apenas conseguia analisar com clareza o que seus comportamentos ocasionavam, mesmo com os pais explicando e colocando-o de castigo. Diante da dificuldade apresentada, trabalhamos através das histórias sociais, em princípio, "o que aconteceu". A família trazia o acontecimento e, por meio de desenhos resgatando os fatos diretamente com o paciente, construíamos a história original. Nesse momento, eram discutidos o objetivo para tal comportamento e a respectiva consequência.

Posteriormente usamos a história social para criar possibilidades de estratégias de manejo, comportamentos alternativos, trabalhando o planejamento de suas ações, a leitura social e empatia para que ele obtivesse o que desejava de forma adequada. Sempre fazendo uso de imagens, fotos ou desenhos, foram trabalhadas as variáveis de comportamentos possíveis para um desfecho diferente.

Uma vez João queria o brinquedo que estava com o colega. Simplesmente puxou da mão do companheiro, que começou a chorar e passou a se afastar todas as vezes que João chegava perto. Nesse episódio foi criada a seguinte história social:

O que aconteceu?

Antecedente: Estava brincando com o colega e queria o carrinho (desenho da cena).

Comportamento: Puxou o carrinho da mão do colega (desenho da cena).

Consequência: O colega chorou e ficou triste, não quis mais brincar, e João ficou chateado porque queria brincar mais com o colega. Os pais ficaram tristes com a situação (desenhos das situações).

Como poderia ser?

Antecedente: Estava brincando com o colega e queria o carrinho.

Comportamento: Peço emprestado para o amigo. O amigo pode não querer emprestar (desenho da cena).

Tento fazer uma troca pelo meu brinquedo. O amigo pode não trocar (desenho da cena).

Chamo um adulto que possa me ajudar na negociação (desenho da cena).

Consequências: Peço emprestado para o amigo. João e o amigo ficam felizes. Continuam a se divertir (desenhos).

Tento fazer uma troca pelo meu brinquedo. Trocamos os brinquedos e a brincadeira continua muito divertida (desenhos).

Chamo alguém que possa me ajudar na negociação. Papai/mamãe me ajudam e eu não preciso puxar o carrinho da mão do meu colega (desenhos).

PAINEL DE ANTES E DEPOIS

Um recurso simples, mas muito funcional. Pode ser feito em uma folha de sulfite dividida no meio. De um lado, escrever Antes e do outro, Depois. Colocar uma foto ou desenho do que a criança precisa fazer no momento em que você está pedindo e outra foto ou imagem do que ela ganhará depois que fizer. É muito útil quando a criança precisa fazer tarefas, por exemplo. Ela sabe que poderá ganhar seus brinquedos prediletos depois. Isso dá previsibilidade a ela. Assim, saberá que depois que o brinquedo é retirado voltará quando ela fizer o que foi combinado.

USO DE CRONÔMETRO

Sempre que uma criança está envolvida em algo de que gosta muito, já sabemos que haverá protesto para parar. Muitas vezes deixamos a criança "aproveitar" até o último segundo e a retiramos apenas quando precisamos muito, quando temos que ir embora do local, por exemplo. O rompimento abrupto pode angustiar a criança. Uma estratégia útil para esses momentos é fazer uso de um cronômetro, de preferência um em que a criança visualize a passagem do tempo. Existem alguns aplicativos que deixam coloridos os segundo que passam, e, assim, a criança tem controle de quanto tempo ainda resta. É importante manter o combinado de interromper toda vez que o cronômetro tocar.

APROXIMAÇÕES SUCESSIVAS PARA SITUAÇÕES DIFÍCEIS

Júlia tem muita dificuldade em deixar as crianças, ou mesmo as terapeutas, brincarem com seus brinquedos prediletos. Costuma deixar que mexam em alguns itens para os quais ela não liga, mas não deixa mexer em suas bonequinhas. Quando a terapeuta tenta pegar uma delas, Júlia grita e espalha todos os brinquedos.

Em situações como essas, se fizermos o que a criança tem mais dificuldade perderemos o vínculo de confiança com ela e o seu prazer de estar conosco. Provavelmente ela fugirá de situações que envolvam brincar com a terapeuta novamente. Uma alternativa é tentar, ao longo das semanas, fazer aproximações sucessivas, bem devagar, ao que ela tem dificuldade. Um dia tocamos rapidamente na sua bonequinha, no outro tocamos e mexemos no cabelo, no outro associamos um dos nossos brinquedos à participação da boneca e assim por diante. Isso quebrará a rigidez de uma forma tolerável para a criança.

TABELA DE PONTOS

Trata-se de uma tabela com comportamentos-alvo específicos que precisamos ensinar às crianças. Os comportamentos precisam ser claros, tais como: "Arrumar a cama toda manhã", "Guardar os brinquedos quando a mãe pedir", "Ajudar a colocar a mesa para o jantar". Cada vez que a criança cumprir a meta, ganhará um ponto (podem ser usados adesivos de carros, estrelinhas, rosto feliz ou qualquer outro item de interesse da criança).

Toda vez que a criança juntar dez pontos, por exemplo, eles poderão ser trocados por um prêmio. Sugerimos prêmios sociais, como um passeio em família a um lugar escolhido pela criança, por exemplo.

A tabela precisa ser utilizada todas as vezes que os comportamentos-alvo estiverem presentes. Deixe-a em um lugar visível, na altura da criança. Pode ser no armário do quarto ou na geladeira.

CONTRATO

Crianças opositoras costumam questionar e mudar os combinados, modificando as regras a seu favor. Os pais podem ficar confusos e ora ceder, ora manter-se firmes. A consistência nas regras e na manutenção dos combinados é extremamente importante para a organização da criança.

Uma técnica eficiente costuma ser produzir contratos por escrito para ambos, pais e filhos. As regras ficam claras para todos manterem, cobrar e serem cobrados.

É importante ser claro sobre qual comportamento, exatamente, a criança precisa melhorar. Frases amplas, tais como: "Ser mais educado com os pais", envolvem muitos comportamentos. Seja específico: "Não chutar a porta do quarto"; "Não gritar com a mãe".

DIMINUIR O DIVERTIMENTO

Diminuir o nível de divertimento é ir aos poucos deixando "menos legal" a atividade que a criança está executando. Podemos fazer isso guardando uma peça do brinquedo e diminuindo nossa empolgação enquanto falamos e brincamos com ela. Essa necessidade é muito constante em duas situações:

- Quando estamos praticando atividades cansativas, como ficar jogando a criança para cima, por exemplo. A criança quer mais, mas falta fôlego. Ao invés de interromper a atividade abruptamente, podemos ir diminuindo a nossa empolgação ao falar, diminuir o quanto a jogamos para cima e deixar a atividade "sem graça", aos poucos. Isso diminuirá a frustração da criança, quando a brincadeira parar.
- Quando a criança precisa guardar os brinquedos e parar uma atividade que a motiva. Podemos usar os recursos descritos nas técnicas anteriormente e, também, começar a guardar algumas peças do jogo com as quais está brincando, guardar peças-chave para a brincadeira, cantar uma música de guardar. Dessa forma, a criança vai gradualmente perdendo o intenso interesse naquela atividade, facilitando a transição entre atividades ou para uma tarefa.

E, SE, MESMO FAZENDO USO DESSES RECURSOS, A CRIANÇA SE DESORGANIZAR?

Manter a criança em segurança

A segurança deve ser nossa principal preocupação durante uma crise. As crianças podem perder o controle emocional e físico rapidamente, e, muitas vezes, não têm noção dos perigos e se colocam em risco. Se você não conseguir prevenir ou redirecionar a criança, leve-a para um local seguro e remova quaisquer perigos do ambiente.

Se a criança apresenta comportamentos que trazem riscos para si mesma ou para os outros, é importante buscar ajuda comportamental especializada.

Para saber o que fazer se você tentou antecipar ou negociar logo no início da crise e, mesmo assim, a criança entrou em uma crise, vamos precisar conhecer um pouco das técnicas comportamentais existentes que têm comprovação científica e que ajudam muito no manejo de comportamentos inadequados. Algumas serão explicadas no próximo capítulo.

10
TRATAMENTO COMPORTAMENTAL

Falamos nos capítulos anteriores sobre as possibilidades de causas ou "gatilhos" para comportamentos inadequados e como podemos tentar preveni-los.

Precisamos conhecer agora as teorias comportamentais que embasarão o procedimento de eliminar esses comportamentos, caso estejam ocorrendo com elevada frequência e interferindo negativamente no desenvolvimento da criança.

Os tratamentos para autismo, com eficácia comprovada cientificamente, são baseados na Análise do Comportamento, ou *ABA* (*Applied Behavior Analysis*). São tratamentos baseados em psicoterapia comportamental, e são realizados no mundo todo. Consistem na análise do comportamento da criança e sua interação com o meio e as pessoas de seu convívio.

Os objetivos baseiam-se no desenvolvimento de comportamentos mais adequados, também chamados comportamentos funcionais, e na redução de comportamentos inadequados.

Estudos mostram que, quando estimulamos nosso cérebro por meio de atividades, exercícios e estímulos adequados, ele pode se "reprogramar", criando novas conexões e caminhos entre os neurônios. Por isso, precisamos entrar em contato com técnicas eficazes. Quanto mais fazemos isso, mais caminhos neurais do que desejamos são formados. Esse é o princípio das terapias comportamentais: estimular a criança com técnicas e métodos de modificação do comportamento para que o cérebro crie novos caminhos, se reprograme de maneira adequada, aprenda e use essas mudanças de forma definitiva.

Existem muitas estratégias baseadas na metodologia que trata o autismo como um todo. São diversas técnicas que trabalham interação social, comportamento verbal e comunicação, brincar funcional, aprendizagem em geral. Uma parte da terapia comportamental *ABA* trabalha na correção de comportamentos inadequados, substituindo-os por comportamentos desejáveis e fazendo com que estes aumentem a frequência de ocorrência. Precisamos entender o conceito de Reforço Positivo e Extinção de Comportamento.

REFORÇO DE COMPORTAMENTO – COMO AUMENTAR A FREQUÊNCIA DE OCORRÊNCIA

Reforço é a consequência agradável, prazerosa que acontece após um comportamento. Por exemplo, quando uma criança faz um desenho e a elogiamos, ela fica feliz. A probabilidade de que ela faça desenhos novamente aumenta de frequência. Quando uma criança chora e lhe damos o *tablet*, o cérebro dela associa que o choro trouxe ganhos. E chorar aumenta de frequência, pois o choro foi REFORÇADO.

Quando a criança grita por não querer sair do parque e a deixamos ficar mais um pouco, a tendência de gritar quando ela quer alguma coisa aumenta de frequência.

Se repararmos, vivemos situações baseadas nisso o tempo todo... modelamos e nossos comportamentos são modelados a partir disso também.

Ana tem quatro anos e brinca tranquilamente com seus brinquedos na areia do parquinho, enquanto sua babá está sentada em um banco próximo. Tudo está indo bem até uma criança se aproximar e pegar um dos brinquedos de Ana, o que a faz chorar e gritar. Ana não entende que a criança apenas queria brincar com ela, e a criança assustada entrega o brinquedo novamente a Ana e sai de perto.

Nessa situação podemos tentar identificar os estímulos que desencadearam o comportamento de Ana.

O antecedente seria a criança pegar o brinquedo de Ana, que não entendeu a intenção da criança. O comportamento foi o choro imediato de Ana, e, como consequência desse comportamento, ela recuperou o brinquedo, já que a criança se assustou e o soltou.

Tais situações podem ser muito comuns para crianças que estão dentro do espectro autista. Elas emitem um comportamento inadequado e conseguem, com isso, ganhos indiretos.

Nesse caso, a babá foi orientada a tentar ajudar Ana nessas situações. Novamente elas estão no parque e a criança esta brincando sozinha. A babá percebe outra criança se aproximando e antecipa para Ana que tem alguém que quer brincar com ela. A criança se aproxima, a babá incentiva Ana a emprestar um brinquedo, e, com mediação da babá, brinca junto a ela, sem desencadear um comportamento inadequado, Como consequência, temos uma interação social muito positiva.

EXTINÇÃO DE COMPORTAMENTO

Extinção significa o enfraquecimento ou desaparecimento de uma resposta ou comportamento. Isso ocorre quando o comportamento não tem mais efeito no ambiente e passa não ter mais sentido fazê-lo. Por exemplo, quando tentamos falar com uma pessoa, mandamos diversas mensagens e fazemos ligações. Se a pessoa não atende e não responde, nossa tendência é continuar insistindo por um tempo, talvez até mais intensivamente no início, mas, depois, paramos de insistir. Entendemos que a nossa tentativa de contato não está mais surtindo efeito e cessamos de emitir esses comportamentos.

Para um comportamento entrar em extinção, não se pode reforçá-lo, dar-lhe consequências. Não significa punir ou castigar! Trata-se de simplesmente não dar o retorno que mantém a ocorrência daquele comportamento. Já aprendemos, até aqui, o que gera algo inadequado nas crianças e como tentar prevenir.

ATENÇÃO AOS GANHOS SECUNDÁRIOS! QUAIS SÃO ELES?

Kadu tinha muita dificuldade em mudar a rotina do que estava fazendo. Sempre que andava na rua com a mãe, montava uma rotina mental de ir a um lugar. Se eles iam para a escola, tinham que ir direto para lá. Se a mãe parasse em algum lugar no caminho, ou mudasse o planejamento, Kadu se desorganizava completamente, gritava, chorava muito e não conseguia mais se acalmar pelo resto do dia. A mãe andava com a bolsa cheia de balas para entregar ao filho quando isso ocorresse. Várias vezes por dia, quando algo mudava (e, na vida real, há interferências o tempo todo!), Kadu gritava e a mãe lhe dava a bala.

Perceba nesse caso que a mãe não cedia ao que a criança queria. Mantinha a rotina planejada, não cedia ao que o filho queria. Até porque, muitas vezes, isso não é opcional. Porém, associava os gritos a ganhos secundários – atenção e bala.

COMO ELIMINAR COMPORTAMENTOS INDESEJADOS?

A extinção de comportamento será utilizada. A consequência não pode vir mais. Mas não será tão fácil assim! A criança vai insistir. Muito.

O cérebro da criança não entende de uma vez que as coisas mudaram. Leva um tempo para se adaptar. E, enquanto não se adapta à nova realidade – de não mais ter ganhos com comportamentos inadequados –, vai fazer a criança persistir! Como assim, meus gritos não vão mais funcionar? Vocês não estão entendendo que eu estou gritando, frustrado? Não vão resolver meu problema?

Quando nos encontramos em uma situação de estresse, nosso cérebro libera substâncias e o hormônio adrenalina para que possamos reagir. Se estamos em uma rua escura e percebemos a presença de uma pessoa estranha nos seguindo, nosso corpo é preparado para atacar mais forte ou para fugir mais rápido.

O que ocorre com algumas crianças é a interpretação de situações como situação de risco, como quando não podem fazer determinada coisa e acham que é o fim do mundo.

Toda vez que precisamos tirar o celular de Pedro, ele fica muito bravo! Tem muito interesse em aplicativos e vídeos que, inclusive, consegue encontrar sozinho! Mexe em tudo no celular dos pais, com apenas três anos. Pedro fica muito chateado em desligar o aparelho, mas também tem dificuldade de entender que logo depois poderá ganhar novamente. O cérebro de Pedro interpreta essa situação como algo muito grave e desesperador. Começamos a utilizar o recurso visual da negociação "Agora e Depois" e o uso do cronômetro quando ele precisava entregar o celular aos pais, apresentados no capítulo anterior. No início, nada daquilo importava, pois ele só queria o celular. Gritava, já que antes isso funcionava e os pais cediam. Com a orientação, os pais esperavam até a criança se reorganizar e não lhe davam mais o celular enquanto o menino estivesse gritando. Com o tempo, ele começou a fazer associações, a entender o que os pais queriam, e, com isso, se organizou muito melhor

Se existem comportamentos autoagressivos ou lesivos, qualquer um que coloque a criança em risco, não faça o procedimento. Você precisa estar acompanhado do especialista.

11
COMPORTAMENTOS DISRUPTIVOS – POSSIBILIDADES DE INTERVENÇÃO

Agora, abordaremos um pouco sobre como podemos proceder e quais técnicas usar para cada uma das possibilidades de comportamentos inadequados.

Para todas as situações descritas a seguir, indicamos o uso das estratégias preventivas, descritas anteriormente. Se, por alguma razão, o comportamento inadequado ainda assim ocorrer, mostramos algumas técnicas de intervenção comportamental que utilizamos na clínica.

AGRESSIVIDADE

A agressividade não faz parte dos critérios diagnósticos para autismo. Não é algo que devemos aceitar. É um comportamento que pode e deve ser eliminado, para que a pessoa possa viver em sociedade. De nada adianta ensinarmos uma criança a falar, brincar, ler e escrever se ela se machuca e coloca em risco a si mesma ou as crianças ou pessoas que estão em volta. Se isso ocorre, poderá ser necessário internação ou contenção física. E isso não é o que queremos. Dedicamos nossa vida à pesquisa de métodos e técnicas para as crianças se desenvolverem, recuperarem atrasos e viverem com autonomia e independência. Chegar a esse ponto é a pior de todas as possibilidades.

Existe um experimento que simula situações de estresse com animais. Um pombo (que chamaremos aqui de Piu) foi colocado em um ambiente estressor, com choques elétricos, privação de comida e de água e alterações na rotina do sono. Tudo isso para simular situações que nós, seres humanos, também vivemos. Quando Piu estava muito estressado, foi colocado em uma outra gaiola, com uma pombinha branca que nunca tinha encontrado e que, consequentemente, nunca tinha feito nada para ele. Adivinhem o que ele fez quando encontrou a fêmea? Ele a bicou, até que ela parasse de se mexer, sem vida.

Experimentos como esse nos fazem pensar em muitas coisas que também acontecem conosco. Descontar a raiva em alguém é muito reforçador. Mesmo que a pessoa não tenha nos feito nada, exatamente como Piu fez. Você consegue lembrar de ocasiões nas quais tenha feito isso com alguém, ou que alguém tenha feito com você? Pois é!

O fato é que somos racionais e não podemos deixar o instinto nos dominar e nem deixar que as crianças cresçam com esse hábito quando estão estressadas. Nada justifica agredir a si mesmas ou a outras pessoas.

O QUE FAZER?

O principal é não ter ganhos com esse comportamento! É muito comum ver os pais entregando o celular com um vídeo para o filho "se acalmar" quando está nervoso e batendo. A essa altura você já entendeu que essa criança vai associar que bater lhe trará vantagens. Podemos, sim, dar eletrônicos (um pouco) em alguns momentos – quando a criança se acalmar e se reorganizar, por exemplo. Mas nunca quando ela estiver em crise.

Logo que uma crise de agressividade começar, devemos também conter a criança para que ela não corra o risco de se machucar ou de machucar outra pessoa.

BUSCA POR ATENÇÃO:

Alice recebeu o diagnóstico de TEA aos três anos e logo iniciou o tratamento. Vem se desenvolvendo muito bem, a cada dia uma nova aprendizagem e novas palavras. No entanto, a família se queixa de birras intensas e comportamentos disruptivos, principalmente em casa e na presença da irmã. Se joga no chão, grita e olha para os pais depois, para ver se estão vendo o que está fazendo. Se ela se frustra e os pais estão em outro ambiente, vai até o local onde eles estão e se joga na frente deles.

Alice, hoje com quatro anos, tem uma irmã mais velha, de seis anos. A família relata que a irmã é muito carinhosa e ajuda muito Alice no dia a dia. Diante da queixa da família, realizamos uma observação para mapear os comportamentos e passamos um dia com a família. Observamos que quando Alice estava somente com os pais recebia mais atenção, interagia de forma funcional pedindo ajuda, chamando para brincar e realizando as atividades de maneira adequada. Quando Antonia, a irmã, chegou da escola, a mãe dirigiu seus cuidados para ela, diminuindo consideravelmente a atenção até aquele momento direcionada exclusivamente para Alice. Eram duas crianças para cuidar!

Percebemos que quando Alice estava brincando funcionalmente a mãe realizava as tarefas e ajudava a irmã mais velha que acabara de chegar da escola. A mãe perguntava coisas à irmã, querendo saber como foi o dia, se estava com fome e direcionando a menina ao banheiro. No entanto, quando Alice atirava um brinquedo ao chão, chorava, gritava ou batia em alguém, a atenção voltava-se para ela novamente. Alice entendeu que a maneira de ter atenção dos pais quando a irmã está junto é por meio do choro, birras, gritos e comportamentos disruptivos.

O QUE FAZER?

Orientamos a família para ignorar os comportamentos inapropriados e dar atenção durante os comportamentos adequados que Alice apresentava. Ensinamos a família a ampliar o repertório da pequena: cada vez que ela tentava gritar para a mãe parar de falar com a irmã e prestar atenção nela, a mãe ignorava, esperava a crise passar e, então, pedia para Alice chamá-la em voz baixa ou pedir "ajuda", dando o modelo de como ela deveria fazer para que obtivesse atenção de maneira funcional.

Se a criança estiver em alguma condição em que possa se machucar, os pais devem protegê-la, mas sem falar com ela ou dar-lhe o que ela quer.

Desse modo, Alice perceberá que quando chora, bate ou grita não recebe atenção.

Agora, quando pede ajuda, Alice chama os familiares para brincar adequadamente, principalmente a irmã, e recebe atenção, carinho e elogios. Esse é o repertório de comportamentos alternativos para substituir os inadequados.

FUGA OU ESQUIVA:

É a tentativa de fugir de uma situação que é aversiva para a criança. Por exemplo, não querer ficar sentada para fazer a lição e sair correndo, ou não querer ir para algum lugar quando é preciso.

Tomás tem dois anos e meio, e sempre que a mãe pega a mochila para levá-lo à escola, sai correndo e se esconde embaixo da cama. A mãe tenta tirá-lo dali, mas muitas vezes acabam perdendo a hora da entrada e Tomás tem um dia de "folga" em casa, assistindo a seus desenhos preferidos e brincando com seus brinquedos.

Tomás, assim como muitas crianças, se utiliza do que chamamos de comportamentos de fuga e esquiva para se livrar ou adiar algo que não quer fazer. Nesse caso, Tomás não quer ir à escola e tem o comportamento de fugir assim que percebe que chegou a hora de saírem de casa (vê a mãe pegando a mochila), e como consequência de horas evitando sua ida à escola, acaba se atrasando e perdendo o horário da entrada.

O QUE FAZER?

Caso as estratégias de prevenção, descritas no capítulo anterior, não impeçam a fuga, precisamos pensar em alguns pontos:

- A criança tem motivação para realizar essa atividade?
- A atividade tem sentido? É importante e funcional para a criança?

Se é necessária e importante, a criança precisa realizá--la. Limite o espaço físico para que ela não consiga fugir. Antecipe-se ao comportamento. Dê o comando e não a deixe ficar brincando com outras coisas. Mostre que ela não tem opção de ficar fazendo outras coisas legais (como brincar ou explorar objetos favoritos) enquanto não obedecer. Depois da tarefa cumprida, não esqueça de associar uma premiação e reforço social. Geralmente estamos esgotados e irritados depois de uma batalha dessas e não damos retorno positivo quando a criança emite o comportamento adequado. E isso é muito importante!

CONTROLE

As crianças com autismo apresentam muitos comportamentos ritualísticos. Gostam quando os brinquedos estão alinhados, quando as gavetas estão fechadas. Tentam controlar o ambiente em uma rotina que têm na sua idealização. Quando estão brincando de determinada maneira, podem ficar muito irritadas se interferirmos. Se estão fazendo determinadas formas com os blocos, por exemplo, podem fazer birra quando tentamos colocar uma peça fora do que elas queriam.

Igor tem três anos e tudo deve ser do seu jeito. Mesmo com pouca idade, controla até onde a mãe, o pai e a irmã mais velha devem se sentar para assistir à TV! Quando chega a hora de assistir, pega todos pela mão e distribui pela sala sempre no mesmo lugar. Se é contrariado ou não consegue colocá-los no lugar que gostaria, chora insistentemente até que todos estejam nos "seus lugares". No início, a família achava interessante essa atitude. Sentiam que Igor estava atento a eles e faziam como ele queria.

Entendemos que Igor demonstra muita resistência em sair de uma rotina ou de um ritual, mas observem o quanto manter esse comportamento de controle pode atrapalhar o seu desenvolvimento. E, se por algum motivo o pai estiver em uma reunião de trabalho e não chegar a tempo para assistir à TV? E se sua mãe ainda estiver preparando o jantar e não for até a sala? E sua irmã tem uma prova importante e precisa estudar por mais horas naquela noite? Igor não consegue dormir ou fazer outra coisa enquanto não cumpre sua expectativa.

Como já mencionamos, devemos sempre entender quais prejuízos um comportamento pode trazer para a vida de uma criança para classificá-lo como inadequado. Crianças que mantêm comportamentos de controle podem ter muitos prejuízos. As crianças podem apresentar este mesmo padrão nas brincadeiras, não deixando ninguém mexer no que estão fazendo.

O QUE FAZER?

A estratégia comportamental para esse tipo de situação é a de Aproximações Sucessivas. Para isso usamos as estratégias de *Fading in* e *Fading out*. Vamos chegando cada vez mais perto do ideal, com pequenas mudanças. No exemplo de Igor, podemos orientar a família a fazer o ritual um pouco menos "perfeito". O último a se sentar, por exemplo, pode ficar um pouco afastado do lugar de sempre. Com o passar dos dias vai se afastando mais e mais até conseguir sair da cena (*fading out*).

Quando uma criança não aceita que mexamos em seus brinquedos, podemos começar apenas tocando-os. Depois mexemos um pouco e soltamos. E, com o passar dos dias, vamos interferindo gradualmente em sua brincadeira (*fading in*).

REFORÇAMENTO DIFERENCIAL

Como exemplificado nos casos anteriormente, não basta eliminarmos os comportamentos inadequados. Precisamos substituir por comportamentos desejáveis e funcionais, ou seja, colocar algo no lugar dos comportamentos que foram eliminados.

É importante lembrar de reforçar os comportamentos adequados, mesmo que sejam muito sutis e ainda distantes do ideal que gostaríamos. Quando uma criança aceita que outra pessoa apenas encoste em seu brinquedo, isso pode ser um esforço muito grande para ela. O mesmo pode ocorrer quando ela aceita ir para o banho com pouco choro. Precisamos estar atentos a esses esforços e valorizá-los!

É muito difícil ser carinhoso e positivo quando, ao passar uma crise, a criança se acalma e faz o que solicitamos. Isso porque geralmente estamos furiosos, e deixamos passar vários comportamentos adequados depois que a criança se acalma. O pensamento clássico para essas situações é "Ainda estou chateado com você".

12
ORIENTAÇÃO DE PAIS – ENRIQUECIMENTO DO AMBIENTE

POR QUE É IMPORTANTE?

Ao receberem o diagnóstico, os pais sentem-se muito perdidos. Angústias, medos e incertezas fazem parte desse momento. Surgem muitos questionamentos: E agora, o que devo fazer? O que será do futuro do meu filho? Porém, tenham a certeza de que a criança pode melhorar e reduzir muito os sintomas do espectro.

É importante que o ambiente em casa seja saudável e acolhedor. Os pais, todos os dias, têm oportunidade de estimular seus filhos, mesmo que por alguns poucos minutos. Nas rotinas da vida diária há oportunidades para trabalhar o conteúdo das terapias para generalização da aprendizagem, pois é no dia a dia que os comportamentos devem ser instalados. Não tem sentido fazer terapia e esperar que a criança melhore magicamente em casa.

Uma boa relação entre os membros da família ajuda no manejo de comportamentos inadequados e previne a instalação ou a piora de comportamentos opositores.

Seguem algumas dicas para promover um ambiente enriquecido de estímulos.

ENRIQUECIMENTO DO AMBIENTE

O enriquecimento do ambiente é um conceito muito importante quando tratamos de crianças no espectro autista. Essa modalidade de tratamento é baseada em uma intervenção simples, mas com resultados muito positivos. Trata-se de expor a criança a um ambiente doméstico rico em diferentes estímulos sensoriais, motores e cognitivos. Essa possibilidade de estimulação passou a ser estudada após a observação de que crianças pouco estimuladas vivendo em orfanatos romenos, durante o governo do ditador Nicolae Ceaușescu nas décadas de 1970 e 1980, desenvolviam sintomas comportamentais muito semelhantes aos sintomas de crianças autistas.

Estudos com modelos animais também demonstraram que aqueles animais que viviam em ambientes ricos em estímulos se desenvolviam melhor, quando comparados a animais privados de estimulação.

O que os estudos científicos estão nos mostrando é que esse enriquecimento do ambiente por meio de estimulação sistematizada produz uma melhora significativa de sintomas autísticos em crianças e adolescentes. Importante destacar que essas intervenções apresentam os melhores resultados quando realizadas em crianças pequenas, menores de cinco anos de idade.

Os estudos de enriquecimento do ambiente mostram a importância do trabalho de orientação de pais e cuidadores, pois as crianças que convivem com pais treinados, motivados e que se posicionam como agentes ativos na terapêutica de seus filhos apresentam as melhores evoluções clínicas. Dessa forma, os pais bem treinados conseguem se posicionar como verdadeiros "coterapeutas" e têm a possibilidade de enriquecer a vida de seus filhos por meio de múltiplas intervenções diariamente.

PSICOEDUCAÇÃO

A disponibilização de material psicoeducativo deve ser a primeira intervenção terapêutica. Normalmente, o momento de informar sobre o diagnóstico da criança e de conversar sobre o plano individual de tratamento é carregado de emoção, preocupações, dúvidas e muita ansiedade por parte dos pais. A equipe terapêutica deve ser acolhedora, atenciosa, e esclarecer todos os aspectos referentes ao diagnóstico e ao plano individual de tratamento.

Todo o universo de dados sobre a psicopatologia envolvendo o autismo deve ser explicado. Livros, folhetos, *websites* e toda forma de conteúdo psicoeducacional devem ser fornecidos à família da criança. O trabalho psicoeducativo será fundamental para esclarecer dúvidas, aumentar a adesão ao tratamento, motivar a família e permitir que todos entendam sobre o processo terapêutico que se inicia.

CONSISTÊNCIA

Provavelmente vocês já usaram alguns dos recursos que abordamos. Porém, não o fizeram de forma organizada e repetitiva consistentemente. Um dos objetivos deste livro é o de trazer segurança para as escolhas de atitude dos pais. Isso ajudará a mantê-los fortes, mesmo quando estiverem muito cansados, descrentes e com vontade de desistir.

Não existe um segredo ou uma fórmula mágica para tratar o autismo. O maior diferencial no tratamento é entender e se organizar diante das dificuldades que cada criança terá no seu processo de desenvolvimento e, assim, utilizar esses recursos para manter a *consistência*! É muito comum os pais desistirem dos procedimentos por acharem que a criança não entende ou por não conseguirem estabelecê-los na rotina da casa. Perdemos oportunidades de ouro para ampliar o repertório da criança e prevenir comportamentos inadequados.

Se tivermos que escolher, neste livro, um procedimento como principal, manter a consistência é a resposta!

LIMITES

Eduardo é um garotinho de seis anos muito brincalhão. Ele adora fazer de conta que está lutando com o pai. A interação entre eles funciona muito bem com essa atividade, filho e pai se divertem. O problema é que Eduardo começou a crescer, e seus comportamentos, inclusive nas brincadeiras, ficaram muito violentos. Está usando objetos para atirar. Quando era pequeno, atirava peças dos jogos. Agora está fazendo isso com as cadeiras da sala. O pai dá bronca, mas volta a brincar com ele, deixando a informação ambígua.

A criança com autismo tende a ser concreta. Pode apresentar dificuldades em compreender sinais sociais de limites e do momento adequado, dificuldade em entender quando pode ou não emitir um comportamento. Isso se dá em razão da dificuldade de flexibilidade mental que a criança, dentro do espectro, pode apresentar.

Eduardo não consegue entender que atirar as cadeiras da sala pode trazer consequências graves como machucar alguém, pois quando pequeno realizava uma brincadeira semelhante que não acarretava esse tipo de dano. Quando o pai o repreende com uma bronca, mas permite que a brincadeira continue, ele não deixa claro que jogar cadeiras pode ferir alguém. Eles costumam "brincar de luta", momentos em que comportamentos desse tipo são permitidos.

Temos que tomar cuidado para que as *regras sejam claras* e a informação não fique ambígua. Se dizemos que não, mas depois cedemos em outros momentos, ou deixamos "só mais um pouquinho", nossa palavra perde o sentido. Precisamos manter o que dissemos até o final! Com crianças com autismo o sistema deve ser binário: ou pode sempre, ou não pode nunca!

BAIXA TOLERÂNCIA ÀS FRUSTRAÇÕES

Faz parte do desenvolvimento infantil e do desenvolvimento do cérebro se frustrar! Temos a tendência de pensar que a frustração é algo ruim — ninguém gosta de se sentir frustrado —, mas infelizmente, ou felizmente, ela faz parte da nossa vida o tempo todo. Você deve estar se perguntando como isso pode ser algo positivo. Toda vez que somos frustrados por eventos do dia a dia, nosso cérebro trabalha para nos ensinar a controlar nossos impulsos (sentimentos de raiva, angústia, tristeza, entre outros), e diante dessas condições aprendemos habilidades importantes, conhecidas como controle inibitório, planejamento, flexibilidade mental. Talvez esses termos sejam complicados de entender inicialmente, mas usamos essas ferramentas constantemente.

Imagine você recebendo uma bronca do seu chefe por atrasar um relatório, na frente de todos os funcionários do seu setor. Certamente você ficará bravo e com vontade de explodir tudo, porém temos que manter a calma, pensar que nossa resposta poderá trazer consequências graves, como a perda do emprego. Então, nosso cérebro trabalha para que, mesmo diante de uma situação desagradável ou injusta, consigamos manter o controle.

A criança com autismo pode ter mais dificuldade em controlar esses impulsos em situações muito mais simples, por exemplo, uma disputa por um brinquedo ou ter que esperar a mãe sair do banho para preparar seu leite. Temos que permitir que eles vivenciem essas pequenas dificuldades que gostaríamos de lhes poupar. A vida trará muitas delas. É importante ter treino, desde pequenos, de como se reorganizar e se recuperar nessas situações.

EXCESSO DE FRUSTRAÇÕES

Um ambiente muito disruptivo, no qual ocorrem brigas, gritos, ofensas em excesso, gera estresse e sintomas de ansiedade, que poderão gerar novos comportamentos inadequados e desregulação emocional na criança.

Gritar e perder o controle na frente dos pequenos fazem com que o cérebro receba sinais de perigo e ameaça. Substâncias maléficas são liberadas no organismo, aumentando as chances de a criança reagir e atacar como forma de defesa. Se o cérebro está preocupado em fugir, não vai ter acesso à aprendizagem de comportamentos funcionais.

Seja um exemplo positivo para o seu filho, torne o seu ambiente um lugar facilitador para a aprendizagem e de estimulação contínua. Assim potencializam-se todos os ganhos que a criança pode adquirir, cognitiva e emocionalmente.

ESTRATÉGIAS PARA COMUNICAÇÃO

Uma das características mais comuns do autismo é o atraso da comunicação verbal e não verbal.

A comunicação é um fator de extrema importância para nossa convivência em sociedade e interação com as pessoas. A criança com autismo pode apresentar essas dificuldades de diversas maneiras.

Camila olha para o alto da estante e vê seu ursinho de pelúcia preferido lá em cima da prateleira, mas não consegue pegar. Ela tem dois anos e está dentro do espectro autista. Não consegue pedir para a mãe pegar o urso, pois tem dificuldade em se expressar. Não aponta e nem balbucia com pedidos intencionais. Ela não consegue se controlar e começa a chorar, pois quer desesperadamente seu bichinho e não consegue expressar seu desejo. A mãe tenta "ler" o choro da criança para entender o que a filha quer.
É muito angustiante não conseguir se comunicar!

Quando pensamos em comunicação, tendemos a pensar na fala propriamente dita. Temos outros tipos de comunicação, que usamos automaticamente para nos expressarmos. Se durante o almoço e estamos com a boca cheia, impossibilitados de falar naquele momento, mas percebemos que a comida precisa de um pouco mais de tempero, olhamos para a pessoa mais próxima e apontamos para o saleiro que está na mesa. A pessoa vai entender que você precisa de mais sal e o passará a você. Veja o quanto uma comunicação não verbal se faz necessária! Camila, do caso relatado anteriormente, não utiliza ainda esses recursos, o que a leva a emitir um comportamento inadequado, que angustia ainda mais sua mãe, por não entender o motivo do choro inicialmente.

Converse com a equipe terapêutica do seu filho sobre o uso de figuras ou outras formas de estimular a comunicação em casa.

ATIVIDADES EM CASA

Promover generalização do aprendizado

Participe das lições ou atividades que seu filho aprende nas terapias e na escola. Se estiver aprendendo a falar sobre animais, por exemplo, leve-o ao zoológico. Se for sobre números, utilize esse aprendizado em alguma atividade em casa, como contar quantos pratos precisam ser colocados sobre a mesa.

Tão importante quanto fazer terapias é realizar atividades da vida diária em casa. É muito comum ver babá ou mães fazendo tudo pela criança e correndo para levá-la para a terapia! Não faz sentido! A mãe vai precisar sempre buscar mais e mais terapia para correr atrás do prejuízo do que deixou de estimular ao fazer as coisas no lugar da criança!

A generalização é o processo mais importante de todo o tratamento, pois a criança utilizará em ambientes e com pessoas diferentes, todo o conteúdo aprendido nas terapias.

Incentive seu o filho a se cuidar sozinho

Ajude seu filho a aprender a realizar as atividades da vida diária (AVDs), tais como: vestir-se, comer sozinho, tomar banho. No início a criança precisará de ajuda, pois ainda não sabe como fazer sozinha. Diminua o nível de suporte gradativamente, até a independência total. Periodicamente, peça para a criança fazer uma nova ação sozinha.

Esses treinos vão proporcionar à criança maior autonomia na vida. No começo, você terá muito mais trabalho do que se fizer por ela, mas valerá a pena. Não percebemos, mas tarefas simples estimulam o desenvolvimento motor, a atenção, a coordenação e muitas outras áreas cognitivas.

Dar tarefas para a criança realizar

Peça para a criança ajudar nas tarefas domésticas, tais como colocar as almofadas no sofá, puxar o lençol da cama, guardar seus sapatos. Tire alguns momentos para monitorar a criança nessas atividades que geralmente fazemos sozinhos. Aproveite todos os momentos possíveis. Pense que pode ser uma oportunidade de aprendizagem com estímulos diferentes!

Elogie seu filho sempre que ele conseguir realizar um pequeno desafio que lhe foi apresentado.

Manter o ambiente doméstico saudável

As pesquisas comprovam que crescer em um ambiente acolhedor, com pessoas que se respeitam, reduz as chances do desenvolvimento de comportamentos disruptivos nas crianças. Propicie esse ambiente ao seu filho. Isso contribuirá para seu desenvolvimento e ajudará toda a família de modo geral.

Pai e Mãe Parceiros

Sente-se com seu cônjuge e divida as tarefas e responsabilidades domésticas. Tracem planos juntos para que um apoie o outro nas situações mais difíceis e para enfrentar as mudanças de comportamento que foram discutidas neste livro. Vocês precisarão apoiar um ao outro e se alinhar quanto aos procedimentos: por qual vão começar e como farão. Sabemos que o estresse do dia a dia pode contribuir para desentendimentos entre os pais.

No caso de pais separados, alinhar a rotina e as tarefas de cada um vai beneficiar muito a criança com autismo.

Tenha uma refeição ao dia em família

A família reunida na hora da refeição é fundamental para que todos possam trocar ideias e experiências, tirar dúvidas, relatar situações importantes do dia, observar a criança. Isso reforça os laços de boa convivência e promove a interação com a criança que tem autismo.

Incentive seu filho a colocar a comida no prato e se alimentar sozinho, mesmo que, no início, haja mais bagunça na mesa.

Procure oportunidades para seu filho desenvolver habilidades sociais

Promova saídas rápidas com os colegas da escola. Chame-os para tomar lanche na sua casa ou em algum local, no dia a dia. Faça o mesmo com as crianças do seu condomínio. Aproxime-se dos pais para que eles conheçam melhor seu filho. Esses encontros promovem situações sociais que trarão estímulos importantes para o desenvolvimento da criança com autismo. Ela precisa se expor a diversas experiências que trarão consequências diversas para a modelação das suas habilidades sociais.

Coloque a criança em aulas e atividades em grupo para fazer algo de que ela goste. Motivação diante de uma atividade prazerosa gera maior engajamento e permite maiores oportunidades de aprendizagem. Se necessário, use um adulto como mediador para que a criança esteja integrada ao grupo.

Trabalhe em conjunto com a escola

Converse com a escola sobre como está o comportamento do seu filho, oriente as professoras sobre as estratégias discutidas com os especialistas. Os professores costumam ter muita vontade de ajudar, mas têm pouco apoio da direção de suas escolas para fazer isso.

Incentive a prática de esportes

Ao contrário da exposição a situações de estresse, praticar esportes libera no cérebro uma variedade de substâncias benéficas ao organismo, tanto da criança quanto de nós, adultos. Além disso, promove interação social, convivência em grupo, organização, imitação, habilidades motoras e seguimento de comandos coletivos, que são muito importantes para a estimulação da criança.

Tenha um tempo para você
Vocês podem ter um tempo para si, individualmente ou também como casal. Os pais podem se sentir culpados por não estarem estimulando os filhos o tempo inteiro, mas ter alguns momentos para realizações pessoais deixará vocês mais felizes, e isso refletirá na criança.

Busque ajuda especializada
A busca por grupos de ajuda mútua, ou mesmo por tratamento psicoterápico, pode ser de fundamental importância. Os pais podem ficar muito impactados com o diagnóstico. Muitas vezes investem toda a sua energia no início do tratamento e, quando a criança começa a melhorar, se sentem desgastados. Seu filho precisará muito de você. Manter o equilíbrio será fundamental para ajudá-lo.

Os pais, cuidadores e familiares precisam entender sobre autismo, mas também aprenderão diariamente muitas coisas sobre a criança. Vê-la como realmente é, até que ela se sinta compreendida. Vocês se surpreenderão: ela tem muito mais a ensinar-lhes do que vocês a ela!

13
O REIZINHO NA ESCOLA

Quando conversamos com professores, é comum relatarem que percebem sinais diferentes em determinados alunos, mas, por serem muito pequenos, preferem esperar o seu desenvolvimento para avisar a família.

Sinais de autismo, porém, podem ser percebidos em crianças desde muito pequenas.

Giovana tem dois anos e espalha os brinquedos pela sala de aula, mexe em todos, mas não brinca com nada. Sua professora a chama pelo nome várias vezes, e Giovana continua a derrubar os brinquedos no chão como se não tivesse ouvido. A auxiliar de ensino tenta brincar junto para mostrar a ela como usar os brinquedos da maneira correta. Nesse momento, Giovana se irrita e começa a gritar, querendo brincar apenas do seu jeito.

As professoras desconfiam de problemas auditivos, ou que Giovana seja muito mimada, pois ignora quando é chamada, não segue comandos mesmo os mais simples e não aceita brincar junto com os coleguinhas. Giovana não foi diagnosticada ainda, mas apresenta traços de autismo!

Os principais sintomas que a criança demonstra na escola são:

- Evita contato visual com a professora.
- Parece "ignorar" os comandos individuais e coletivos.
- Não aponta para mostrar o que quer, tenta pegar sozinha.

- Mexe ou quer materiais mesmo fora do momento adequado para aquela atividade.
- Não dá "tchau".
- Sai da roda. Parece não compreender o contexto como os outros alunos.
- Faz movimentos repetitivos com as mãos ou com os objetos.
- Não entende jogos sociais como pega-pega ou esconde-esconde.
- Não utiliza gestos para se comunicar.
- Não imita os gestos e expressões faciais dos professores ou dos coleguinhas, principalmente nas coreografias de músicas e nas histórias.
- Brinca pouco com as outras crianças.
- Não se interessa por jogos ou brincadeiras em grupo.
- Não pede ajuda.
- Tem interesse restrito em alguns brinquedos ou material. Muitas vezes, quer ficar segurando um objeto o tempo todo, sem guardar na hora solicitada.
- Tem crises de raiva com pequenas mudanças na rotina.
- Apresenta resistência a aprender ou realizar atividades.

Notem que muitos desses comportamentos parecem opositores. Contudo, são características de autismo e consequências das dificuldades presentes no transtorno.

O professor tem um papel muito importante em comunicar quando observa essas características em seus alunos. Ele passa muitas horas com as crianças, todos os dias. Os pais se baseiam no relato da escola para buscarem ou não tratamento para o filho. Muitas vezes, acham que a criança está muito bem na escola, que brinca e interage com os amigos. Quanto mais cedo for a intervenção, mais efetiva ela será.

Na escola, as crianças com autismo, frequentemente, apresentam comportamentos desadaptativos, tais como autoagressões e comportamentos estereotipados. Esses comportamentos são ainda mais problemáticos em contextos de grupo, quando perturbam o programa de aprendizagem e colocam a criança em maior risco de exclusão social, tornando muito difíceis o seu progresso e acesso ao planejamento educacional convencional.

Os programas terapêuticos devem incluir a intervenção no contexto escolar com orientação de professores e uso de acompanhante terapêutico supervisionado pelo terapeuta responsável pelo caso, quando necessário, com o objetivo de promover o desenvolvimento infantil em todos os seus domínios.

É importante que os profissionais da escola saibam como reforçar comportamentos adequados e eliminar comportamentos indesejáveis, para o bom funcionamento da criança nesse ambiente.

Na escola também trabalharemos tentando prevenir comportamentos inadequados. Seguem sugestões que ajudam a organizar as crianças nesse ambiente.

USO DE IMAGENS E FIGURAS

O uso de figuras pode ajudar muito o aluno a entender situações dentro do contexto coletivo, por exemplo, pense em uma criança brincando tranquilamente na hora do recreio no parquinho. Ela não entende que o sinal tocou e que isso significa que ela precisa voltar para a sala de aula, ou ela simplesmente não quer abrir mão de sua brincadeira e ir embora.

Em uma situação como essa podemos usar figuras para mostrar à criança o ambiente para onde ela precisa ir naquele momento ou mostrar a ela uma sequência elaborada de "antes" e "depois", mostrando que primeiro ela deve fazer a lição e depois ganhará o brinquedo.

Tenha sempre em mãos um banco de imagens (pode ser no celular mesmo) que ajude a explicar para a criança o que está acontecendo quando ela apresenta angústia. As imagens ajudam muito na compreensão.

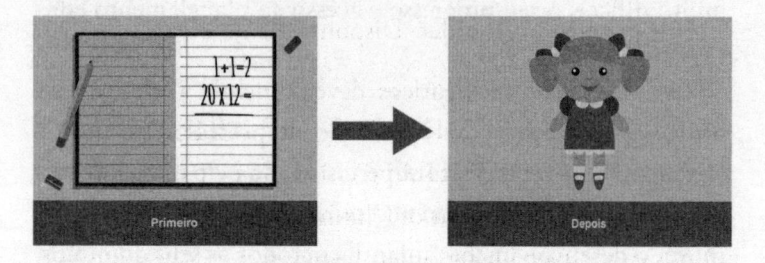

QUADRO DE ROTINA

Use as técnicas apresentadas no capítulo de Prevenção de Comportamentos Inadequados apresentadas neste livro. É muito útil o recurso de um quadro de rotina do dia para a criança se organizar e saber o que é esperado que ela faça. Faça-o de maneira semelhante à rotina de casa, porém, com imagens ou desenhos de símbolos relacionados às aulas. Por exemplo, números para indicar que primeiro é a aula de matemática, letras para indicar que depois é a aula de português, desenho de comidas para indicar que depois é a hora do lanche. Coloque as figuras em um local visível para a criança e a direcione todas as vezes que se recusar ou ignorar um comando. Mostre o que ela deve fazer e retire a figura depois de concluída a tarefa.

BIBLIOGRAFIA

AMERICAN ACADEMY OF CHILD AND ADOLESCENT PSYCHIATRY. Practice Parameter for the Assessment and Treatment of Children and Adolescents with Autism Spectrum Disorder. Disponível em: www.aacap.org. Acesso em: 10/09/2018.

AMERICAN ACADEMY OF CHILD AND ADOLESCENT PSYCHIATRY. Practice Parameter for Assessment and Treatment of Children and Adolescents with Oppositional Defiant Disorder. Disponível em: http://www.aacap.org. Acesso em: 10/09/2018.

AMERICAN PSYCHIATRIC ASSOCIATION. Diagnostic and Statistical Manual of Mental Disorders. 4th ed., Washington, D.C.: American Psychiatric Association, 1994.

AMERICAN PSYCHIATRIC PUBLISHING. Textbook of Child and Adolescent Psychiatry. 3rd ed., Washington, D.C.: American Psychiatric Publishing, 2004.

ATLADÓTTIR HÓ, HENRIKSEN TB, SCHENDEL DE, PARNER ET. Autism after infection, febrile episodes, and antibiotic use during pregnancy: an exploratory study. Pediatrics. 2012 Dec; 130(6):e1447-54.

AUTISM SOCIETY OF AMERICA. Disponível em: www.autism-society.org. Acesso em 10/09/2018.

AUTISM SPEAKS. Disponível em: www.autismspeaks.org. Acesso em: 10/09/2018.

AUTISMO E REALIDADE. http://autismoerealidade.org. Acesso em 10/09/2018.

BARKLEY, R.A.; BENTON C.M. Your Defiant Child. New York: The Guilford Press, 1998.

_____; EDWARDS G.H.; ROBIN A.L. Defiant Teens: a clinician´s manual for assessment and family intervention. New York: The Guilford Press, 1999.

CENTERS FOR DISEASE CONTROL AND PREVENTION. Disponível em: http://www.cdc.gov/ncbddd/autism/index.html Acesso em: 10/09/2018.

CLARK L. *SOS Help for Parents: A practical guide for handling common everyday behavior problems*. 2nd edition. Parents Press & SOS Programs, 2003.

DAWSON G., ROGERS J. S., MUNDSON J, SMITH M., WINTER J., GREENSON J., DONALDSON M., VARLEY J. *Randomized, controlled trial of an intervention for toddlers with autism: The EarlyStart Denver Model*. Pediatrics. 2010.

GREENE, R. *The Explosive Child*. 1st edition. Harper Collins Publishers, 2005.

IBGE. Disponível em: www.ibge.gov.br/brasil_em_sintese. Acesso em: 10/09/2018.

LEVY, R.; O`HANLON, B. *Try and Make Me! Simple strategies that turn off the tantrums and create cooperation*. 1st edition. New American Library, 2001.

MACKENZIE, R. *Setting Limits with Your Strong-Willed Child*. New York: Three Rivers Press, 2001.

MODABBERNIA A, VELTHORST E, REICHENBERG A. *Environmental risk factors for autism: an evidence-based review of systematic reviews and meta-analyses*. Mol Autism. 2017; 8():13.

MOREIRA M, MEDEIROS S. *Princípios básicos da Análise do Comportamento*. Porto Alegre: Artmed, 2009.

NATIONAL INSTITUTE OF MENTAL HEALTH: www.nimh.nih.gov Acesso em: 10/09/2018.

NYU CHILD STUDY CENTER: www.aboutourkids.org. Acesso em: 10/09/2018.

PRUITT, D.B. *Your Child: what every parent needs to know about childwood development from birth to preadolescence*. 1st ed. American Academy of Child and Adolescent Psychiatry, New York: Harper Collins, 1998.

RILEY, D.A. *The Defiant Child: a parent's guide to oppositional defiant disorder*. Taylor Trade Publishing, 1997.

ROGERS J, S., DAWSON G. *Intervenção precoce em criança com autismo: Modelo Denver para a promoção da linguagem, da aprendizagem e da socialização*. Lisboa: Lidel, 2010.

ROGERS. J, S., DAWSON. G., VISMARA. L, A. *Autismo: compreender e agir em família*. Lisboa: Lidel, 2012.

ROGERS J, S., VISMARA L, A., WAGNER L., MCCORMICK C., YOUNG G., OZONOFF S. *Autism: treatment in the first year of life: a pilot study of infant start, a parent-implemented intervention for symptomatic infants*. Journal Autism Dev Disorders. New York, 2014.

SILVA A, GAIATO M, REVELES L. Mundo singular. Rio de Janeiro: Editora Objetiva, 2012.

STUBBE, D. *Child and Adolescent Psychiatry: a practical guide*. 1st ed. Philadelphia, PA: Lippincott Williams & Wilkins, 2007.

TEIXEIRA, G. *Manual do autismo*. Rio de Janeiro: Editora BestSeller, 2016.

_____. *O reizinho da casa.* Rio de Janeiro: Editora BestSeller, 2014.

_____. *Manual dos transtornos escolares.* Rio de Janeiro: Editora BestSeller, 2013.

_____. *Terapêutica medicamentosa no transtorno desafiador opositivo: Revisão da literatura.* Arq Bras Psiq Med Legal, 2006; 100: 2.

BIOGRAFIAS

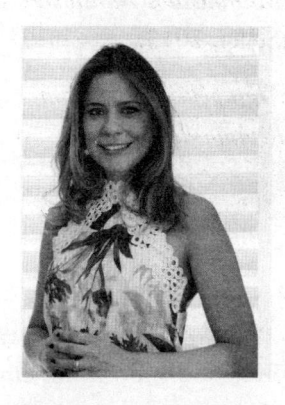

Mayra Gaiato é psicóloga, pela Universidade Presbiteriana Mackenzie, especialista em neurociências pela USP, mestre em Análise do Comportamento (ABA) pela PUC-SP e especializanda em *Infant Parent Mental Health* pela *University of Massachusetts*.

A autora é diretora e fundadora da Equipe Mayra Gaiato, especialista em reabilitação de crianças no Transtorno do Espectro Autista, orientação de pais, cuidadores e escolas. Coordenadora do programa de pós-graduação em Intervenções Precoces no Autismo e de outros cursos pelo *Child Behavior Institute of Miami (CBI of Miami)*.

Coautora dos livros: *Mundo Singular – Entenda o Autismo*, *Guia de sobrevivência para o Transtorno de Déficit de Atenção e Hiperatividade* e autora do livro *S.O.S. AUTISMO: Guia Completo para Enteder o Transtorno do Espectro Autista* e *Cérebro Singular: Como Estimular Crianças no Espectro Autista ou com Atrasos no Desenvolvimento*.

Possui o maior canal em língua portuguesa do YOUTUBE sobre Autismo e Intervenções Precoces. Dedica a vida a buscar conhecimento científico e divulgar as técnicas de modificação de comportamento para crianças com autismo por meio de uma linguagem prática e acessível.

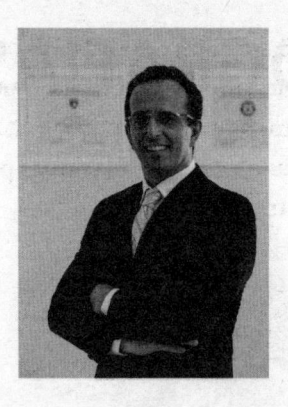

Gustavo Teixeira é cofundador e diretor executivo nos Estados Unidos do *Child Behavior Institute of Miami (CBI of Miami)*, a maior empresa de ensino *online* em comportamento infantil da América Latina.

Ele estudou nos Estados Unidos, graduando-se pela *South High School*, em Denver, Colorado, onde aprendeu sobre programas escolares de inclusão de crianças com necessidades especiais. Médico, continuou seus estudos no Instituto de Psiquiatria da Universidade Federal do Rio de Janeiro. Também é pós-graduado em Dependência Química pela Universidade Federal de São Paulo, Saúde Mental Infantil pela SCMRJ; e possui curso de extensão em Psicofarmacologia da Infância e Adolescência pela *Harvard Medical School*.

O autor é mestre em Educação pela *Framingham State University*, nos Estados Unidos, e palestrante internacional em inclusão e educação especial, tendo apresentado dezenas de *workshops* em vários países nos últimos anos, incluindo Estados Unidos, Austrália, Coreia do Sul, Áustria, Inglaterra, Suécia e Portugal, além de cursos de verão nos Estados Unidos para o *Department of Special Education* na *Bridgewater State University*, universidade norte-americana localizada no estado de Massachusetts, onde é professor visitante há mais de 10 anos.

Gustavo Teixeira é um dos responsáveis pela popularização de livros psicoeducacionais no Brasil. O autor já vendeu mais de 200.000 exemplares, incluindo os *bestsellers Manual dos transtornos escolares* e *O reizinho da casa*, publicados pela Editora BestSeller, entre outros títulos.

CONTATO COM OS AUTORES

Contatos para consultorias, eventos e entrevistas:

contato@mayragaiato.com.br
gus@cbiofmiami.com